主编

刘晓丽　李　娜　王月娟　张书娜

护理学

研究与临床

HULIXUE YANJIU YU LINCHUANG

U0393383

上海交通大学出版社

SHANGHAI JIAO TONG UNIVERSITY PRESS

内容提要

本书首先介绍了护理学基础知识；然后对心内科、神经内科、呼吸内科、普外科常见疾病的护理进行了详细阐述，包括护理评估、护理诊断、护理措施与护理评价等内容；最后讲述了护理管理相关知识。本书适用于临床医院各级护理工作者和护理院校在校学生参考使用。

图书在版编目（CIP）数据

护理学研究与临床 / 刘晓丽等主编. --上海 ：上海交通大学出版社，2022.9

ISBN 978-7-313-26428-2

Ⅰ．①护… Ⅱ．①刘… Ⅲ．①护理学－研究 Ⅳ.①R47

中国版本图书馆CIP数据核字（2022）第121791号

护理学研究与临床
HULIXUE YANJIU YU LINCHUANG

主　　编：刘晓丽　李　娜　王月娟　张书娜

出版发行：上海交通大学出版社　　　　地　　址：上海市番禺路951号

邮政编码：200030　　　　　　　　　　电　　话：021-64071208

印　　制：广东虎彩云印刷有限公司

开　　本：710mm×1000mm 1/16　　　经　　销：全国新华书店

字　　数：238千字　　　　　　　　　　印　　张：13.5

版　　次：2022年9月第1版　　　　　　插　　页：2

书　　号：ISBN 978-7-313-26428-2　　印　　次：2022年9月第1次印刷

定　　价：198.00元

编委会

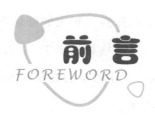
前言 FOREWORD

　　护理学是以自然科学和社会科学理论为基础的技术性很强的应用型学科。护理工作在我国医疗卫生事业的发展中发挥着重要的作用,广大护理工作者在协助临床诊疗、救治生命、促进康复、减轻疼痛及增进医患关系和谐方面肩负着重要任务。随着社会经济的发展,医院进入全面、快速发展时期,护理概念不断更新,尤其是人们对健康的认识加深和需求提高,护理模式已转变为身心整体护理,护理内容、护理范畴也在相应地拓宽。人性化、专业化、规范化的护理服务成为当今护理学发展的必然趋势。疾病种类的不断增多、复杂,致使临床护理中面临的问题不断增加,伴随而来的是传统护理知识与技术已不能适应现代护理学的发展。护理工作人员在护理操作过程中正不断经历着考验。为充分体现"以患者为中心"和"以人的健康为中心"的护理服务理念,适应新形势下护理专业的发展要求,我们组织了具有丰富临床护理经验的专家,结合最新研究进展和临床实践编写了《护理学研究与临床》一书。

　　本书共 6 章,分为基础与临床两部分。首先介绍了护理学基础知识;然后着重对心内科、神经内科、呼吸内科、普外科常见疾病的护理做了详细阐述;最后讲述了护理管理相关知识。本书具有以下几个鲜明特点:第一,本书在编写过程中,既吸取了国内外护理学领域的先进经验,又融入了编者们长期临床实践的经验积累及研究成果,具有资料新颖、内容科学合理、简明实用等特点;第二,以临床常见病的护理为重点内容讲解,理论联系实际,内容浅显易懂却又涵盖丰富,提高了读者阅读的学习兴趣。本书既可作为临床护士工作实践的参考材料,也对临床实习护士的临床思维培养有很大的指导意义。

在编写过程中,尽管编者已经竭尽全力,但由于时间原因及自身水平的限制,书中难免存在疏漏和不足之处,诚望广大读者批评指正,谨在此致以真诚的感谢。

《护理学研究与临床》编委会

2021 年 8 月

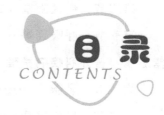

目 录
CONTENTS

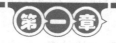

护理学绪论

第一节　护理学发展史

一、护理学的形成

(一)人类早期的护理

最初的护理诞生于祖先自我防护本能的基础上,以自我护理和家庭护理为主。如用流水冲洗伤口,将烧热的石块置于患处,腹部不舒服时用手抚摸等。但当面对疾病和死亡时,只能听之任之,无法救治,甚至会把疾病看成是一种灾难,认为是神灵主宰或鬼神作祟。巫师采用放血、泼冷水、念咒等方法祈求神灵帮助,驱除鬼怪,减轻痛苦,治疗疾病。后来在征服自然的过程中,人类逐渐积累了大量的经验。中国、印度、埃及等文明古国,在早期文化中就有按摩、凉水降温、包扎伤口、用泥湿敷、固定骨折、拔火罐等护理技术的记载。公元初年基督教兴起后,教会对护理的影响长达1 000多年。教徒们在各地修建了医院,其最初是用作收容徒步朝圣者的休息站,后来发展为治疗精神病、麻风等疾病的医院及养老院。当时一切照顾工作均由妇女承担,虽然没有接受过专业训练,但她们工作认真,用温柔慈祥的母爱照顾着老人和病残者,这就是医疗护理的萌芽。

(二)中世纪的护理

中世纪欧洲的政治、经济、宗教迅速发展,战争频繁,疫病流行,这些因素对护理工作的发展起到了一定的促进作用。护理工作除大部分由修女担任外,还由一些自愿为贫病者服务的女性担任。她们虽然缺乏护理知识,也没有足够的护理设备,但她们以良好的道德品质为指导为患者提供护理服务。当时的护理受宗教控制,医院条件很差,内科、外科甚至传染科患者都混住在一起,床位严重不足,晚上患者在床上、地板上轮流睡觉,交叉感染非常严重。有的医院还受神父干涉,认为护理患者是次要的,让"护士"们去祷告,让患者斋戒或禁食,以使患者的"灵魂得救"才是首要的。

(三)文艺复兴与宗教改革时期的护理

公元 1400 年,意大利兴起的文艺复兴运动对欧洲的各行各业产生了深远的影响,西方国家将这段时期称为科学新发现时代。在此期间,医学也发展迅猛,摒弃了神话和迷信,治疗疾病有了新依据。文艺复兴后,护理逐渐摆脱了教会的控制,培训护理人员的机构相继成立,护理开始成为一种独立职业。但是在 1517 年发生宗教改革后,社会结构发生了很大变化。妇女地位低下,没有机会接受教育,担任护理工作的往往是那些找不到工作的人,甚至是女犯人和妓女。她们既无护理经验又未经过培训,也没有宗教热情,只能做一些仆役式的工作,而且服务态度差,导致了护理质量大大下降,护理的发展进入了历史上的黑暗时期。

(四)现代护理的诞生与南丁格尔的贡献

19 世纪,随着社会文化、科学技术和医学技术的发展,护理工作者的社会地位有所改善,社会需要具有良好护理技术的护士。一些系统化培训护士的教育应运而生,玛丽·艾肯贺首先创立了爱尔兰慈善姐妹会。1836 年,德国牧师弗利德纳在凯撒斯威斯城成立了医院和女执事训练所,专门招收年满 18 周岁、身体健康、品德良好的年轻女性,进行 3 年的课程训练。训练的内容包括授课、医院实习、家庭访视,这就是最早的、有组织的、系统化的护理训练。佛洛伦斯·南丁格尔(1820-1910 年)就曾在此接受过训练,弗利德纳共建立了32 所女执事训练所,并著有《护士教育记录》一书,它是最早的护理教科书。

佛洛伦斯·南丁格尔是历史上最负盛名的护士,被誉为护理学的鼻祖、现代护理学的创始人,她的贡献对护理学产生了深远的影响。南丁格尔重建了军中与民间的医院,发展了"通过改善环境,促进舒适和健康"的护理理念。1860 年,她在英国的圣托马斯医院创办了第一所护士学校,标志着近代护理的诞生。

南丁格尔 1820 年 5 月 12 日出生于意大利的佛罗伦萨,她的家庭是英国名门,所以她从小就接受了良好的教育。她曾就读于法国巴黎大学,精通英、法、德、意四国语言,具有较高的文化修养。受母亲的影响,南丁格尔善良、乐于助人,经常随父母参加慈善活动,在此期间她渐渐感受到训练有素的护士的重要性。1850 年,南丁格尔冲破重重障碍,来到当时最好的护士训练基地——德国的凯撒斯威斯城学习,完成了长达 32 页的"莱茵河畔的凯撒斯威斯学校"一文。

1851年,她又重返该校参加了3个月的护理训练班,并考察了英、法等国家的护理现状。1853年,在慈善委员会的赞助下,南丁格尔在伦敦哈雷街1号开设了第一所护士看护所,开始了护理生涯。

1854年,英法联军与沙俄发生战争,攻占了俄属克里米亚岛阿尔马河一带。当时英国的战地医院护理条件极差,大批浴血奋战的将士由于得不到恰当的护理而死亡。1854年10月,南丁格尔被任命为"驻土耳其英国总医院妇女护士团团长",率38名护士抵达战地医院。她通过改善供水条件、伤员饮食、个人卫生、医院环境等使伤病员的死亡率由50%降至2.2%。她工作细致、认真,每天晚上都提着油灯,不辞辛苦地巡视各个病房,伤病员深受感动,甚至亲吻她的身影,这就是著名的"石壁之吻"。1856年,战争结束后南丁格尔回到英国,英国政府奖励给她44 000英镑的巨额奖金,但南丁格尔将其全部用于了护理事业。瑞士银行家邓南在她的影响下,1864年在日内瓦成立了国际红十字会,帮助救治欧洲战场上的伤病员。南丁格尔编写的《健康和工作效率对英国军队医院管理的影响》对英国陆军医院的建设起了很大作用,她一生写了大量的论文、日记、报告、论著,最著名的是《医院札记》和《护理札记》,被认为是护理教育和医院管理的重要文献。1910年8月13日,南丁格尔于睡梦中安然长逝,享年90岁。她终生未嫁,将自己的一奉献给了护理事业。为了纪念南丁格尔的伟大贡献,国际护士会建立了南丁格尔基金,并把南丁格尔的诞辰日——5月12日定为"国际护士节"。

二、现代护理学的发展

护理学在从南丁格尔时代向科学事业的转化过程中发生了巨大的变化,已经由医学辅助学科发展为医学科学中的具有独特功能的一门学科。现代护理学不仅形成了自己特有的理论和实践体系,而且正日益向深度和广度方向迈进,发展经历可分为3个阶段。

(一)以疾病为中心的护理阶段

以疾病为中心的护理阶段是现代护理学发展的初级阶段,从南丁格尔时代持续到20世纪中期,当时人们认为"健康就是没有疾病""有病就是不健康""疾病是由细菌或外伤引起的机体结构改变或功能异常"。此时期的护理特点是以疾病护理为中心,护士的工作主要是机械地执行医嘱和完成生活护理。护士工作给人的印象只是打针、发药,社会地位较低,护士自身成就感差。此阶段的护理理论体系发展不完善,但这也是人们在当时历史条件下对健康和疾病认识水平较低的产物。

(二)以患者为中心的护理阶段

20世纪30年代末,美籍奥地利理论生物学家贝塔朗菲提出了"系统论",接着美国心理学家马斯洛提出了"人的基本需要层次论",生态学家纽曼提出了"人和环境的相互关系论"。这些理论和学说的相继出现促使人们重新认识人类健康与心理、精神、社会、环境之间的关系。1948年,世界卫生组织提出了新的健康观,认为"健康不但是身体没有疾病,还要有完整的生理、心理状态和良好的社会适应能力"。这一概念的提出,强调了健康的全面性,为护理研究提供了广泛的领域。1955年,美国莉迪亚·霍尔提出了"护理程序",使护理有了科学的方法。20世纪60年代后出现的一些护理理论提出应重视人的整体性,人类的健康受生理、心理、社会、经济等多方面因素的影响。1977年,美国医学家恩格尔提出了"生物-心理-社会"医学模式。从此,护理发生了根本的变革,也相应地提出了满足患者"生物-心理-社会"需要的护理模式。护理工作从以疾病为中心转变为以患者为中心。护士工作不再是被动地执行医嘱和各种护理技术操作,而是根据患者的实际情况,合理应用护理程序,为患者提供护理照顾。患者从入院到出院由一位护士负责,包括入院介绍、制订护理计划、各种护理操作、护理病历书写、观察病情、心理护理、健康宣教、出院时的护理小结与评价等。实现了以患者为中心,通过运用现代护理技术来维护患者的身心健康,但此时的护理工作范围仍局限于患者,工作场所局限于医院。

(三)以人的健康为中心的护理阶段

随着生活水平的提高,人们观念的改变,疾病谱发生了很大的变化,常见的疾病由过去的传染病、营养不良转变为由生活习惯和生活方式不良导致的一系列疾病,如"两管一瘤",即心血管、脑血管和肿瘤。为了满足广大人民群众对卫生保健服务的需求,护理学发展到"以人的健康为中心"的护理阶段。此阶段的护理对象由患者扩展到全体人类,护理过程从健康扩展到疾病的全过程,护理场所由医院扩展到所有有人的地方。

三、我国护理学的发展

(一)中医学与护理

我国古代的护理历史悠久,在古代的医学中早已存在,只是一直处于医、护、药不分的状态,从重视疾病的"三分治,七分养"理念中,不难看出护理在古代医学中的重要性。在大量的医学典籍和历代名医传记里,保留着护理理论和技术的记载,如饮食调护、口腔护理、冰块降温、急救、功能锻炼、消毒隔离、疾病预防等,其中相当一部分内容对现代护理仍具有指导意义。

西汉完成的《黄帝内经》是我国现存最早的医学经典著作,它强调热病的反复与饮食调节的关系、自然环境和气候变化的关系,并指出了饮食必须多样化,着重强调加强自身防御的重要性。如提出了"上工救其萌芽""肾病勿食盐""怒伤肝,喜伤心……""圣人不治已病治未病"等防病和早治的思想。《本草衍义》中提出了与现代饮食护理相关的观点,在食盐与肾病的关系中指出"水肿者宜全禁之"。春秋末年,齐国的扁鹊提出了"切脉、望色、听声、写形、言病之所在",总结了观察疾病的方法和意义。三国时期的外科鼻祖华佗创造了强身健体的"五禽戏";唐代杰出的医药家孙思邈创造了葱管导尿法;东汉末年的名医张仲景发明了猪胆汁灌肠术、人工呼吸和舌下给药法;明代胡正心提出用蒸汽消毒处理传染病患者的衣物,当时还采用焚烧艾叶、喷洒雄黄酒等空气消毒法。这些宝贵的经验和方法是历代先人智慧的结晶,为我国近代护理事业的发展奠定了坚实的基础。

(二)中国近代护理发展史

我国近代护理开始于鸦片战争前后,带有浓厚的欧美式宗教色彩,当时外国的传教士、医师可以自由出入我国,他们除建教堂外,还开办了医院、学校。1820年,英国医师开始在澳门开设诊所。1835年,英国传教士巴克尔在广州开设了第一所西医院(即现在的广州孙逸仙医院)。两年后,该医院以短训班的方式培训护理人员。1884年,美国大学妇女联合会派到中国的第一位护士麦克尼在上海妇孺医院推行"南丁格尔"护理制度,她是最早来华的西方护士。1888年,美国的约翰逊女士在福州创办了第一所护士学校。1900年以后,中国各大城市建立了许多教会医院并附设了护士学校,逐渐形成了护理专业队伍。据记载,1900—1915年,英美教会所开办的护士学校有36所,到1915年时,外国教会在中国开设的基督教会医院及诊所共有330所,外国医师有383名,外国护士112名。同时在培养护士方面发展迅速,其中包括培训男护士,主要承担骨科、手术室、泌尿外科等工作,非常受欢迎。在当时的北京同仁医院、湖北普爱医院、保定思候医院等10多家医院均有男护士。1909年,中国护理界的群众学术团体"中华护士会"在江西牯岭成立,1937年改为中华护士学会,1964年改为中华护理学会。1912年,中华护士会成立了护士教育委员会,开始负责全国护士的注册工作。1920年中华护士会创刊《护士季报》,这是我国护理的第一本综合性刊物。1921年,北京协和医学院开办高等护理教育,学制4~5年,五年制的学生毕业时会被授予理学学士学位。1932年,我国第一所由政府开办的中央高级护士职业学校在南京成立。1934年,教育部成立护士教育专门委员会,将护士教育改为高级护士职业教育,招收高中毕业生,学制3～4年,护士教育逐渐被纳入国家正式教育系统。1950年,北京协和医学院与东吴大学、燕京大学、岭南大学、齐鲁大学、金陵女子文理学院等合办了五年制高等护理教育,培养了一批护理精英,主要从事护理教学、护理管理、护理研究、临床护理等工作。在军队里,护理工作备受党和中央政府的重视。1928年,井冈山的五井地区创建了具有历史意义的红军医院。1931年,江西开办了中央红色护士学校。1932年,创建了我军第一所军医学校,并在长征开始前培训了300名看护生。长征期间,看护生创造了永垂千古的功绩,成为了我国护理工作者及全国人民的宝贵精神财富。1941年,延安成立了中华护士学会延安分会,毛泽东同志曾先后为护理工作亲笔题词"护士工作有很大的政治重要性""尊重护士、爱护护士"。

(三)中国现代护理的成就

1.护理教育迅猛发展

1950年,我国将护理教育列为中等专业教育,纳入了正规教育系统,从此,有了全国统一的护士教材和教育计划。1988年,我国首届护理本科生在天津医学院毕业。1992年,北京开始了护理硕士研究生教育。1996年,中国协和医科大学成立了护理学院。从20世纪80年代起,各个地区逐渐开展了各种形式的护理成人教育。现在部分医学院校已经开设了护理博士教育,完善了中专、大专、本科、硕士、博士5个层次的护理教育体系。1997年,中华护理学会在无锡召开护理继续教育座谈会,制定了继续教育法规。目前,我国已经实现了护理终身教育,护理人才结构发展合理。

2.护理专业水平不断提高

在20世纪50年代初,我国创造并推广了无痛注射法,完善了无痛分娩法。近几年专科护理发展迅猛,如显微外科、营养疗法、器官移植、造口护理、大面积烧伤、重症监护等专科护理技术逐步完善,专科护士深受欢迎。护理设施不断更新,护理质量不断提高。

3.护理学术活动频繁

1977年,中华护理学会和各地分会相继恢复,多次召开各种全国性的、地方性的护理学术经验交流会、专题学习班、研讨会等。1954年创刊的《护理杂志》于1977年7月复刊,1981年改名为《中华护理杂志》。同时《国外医学护理杂志》《实用护理杂志》《护理学杂志》《护士进修杂志》等10多种护理杂志如雨后春笋般出现。中华护理学会多次与美国、日本、澳大利亚、加拿大等国家的护理学会联合召开国际护理学术会议,互派专家、学者讲学和参观访问。1985年,全国护理中心在北京成立,取得了世界卫生组织对我国护理学科发展的支持。

4.护理管理体制逐步健全

我国国家原卫生部设立了护理处,负责统筹全国的护理工作,制定有关政策法规。各省、市、自治区卫生厅(局)在医政处下设专职护理管理干部,负责协调管辖范围内的护理工作。各医院护理部健全了护理管理体制,以保证护理质量。1979年,国务院批准原卫生部颁发的《卫生技术人员职称及晋升条例(试行)》明确规定了护理专业人员的高级、中级、初级职称。1993年,原卫生部颁发了第一个关于护士执业和注册的部长令和《中华人民共和国护士管理办法》。1995年,全国举行了首次护士执业考试,护士经考试合格获执业证书后方可申请注册,护理管理步入了法制化道路。

5.护士的社会地位不断提高

1981年5月,在北京召开了首都护理界座谈会,号召全社会都来尊重护士、爱护护士。1986年,在南京召开了全国首届护理工作会议,增设了护龄津贴,并对从事护理工作30年以上的护士颁发"荣誉证书"和"证章"。南丁格尔奖章是红十字国际委员会设立的护理界国际最高荣誉奖,1983年我国首次参加了第29届南丁格尔奖章评选,到2009年的第42届为止,我国先后有48名优秀护理工作者获此殊荣。

第二节　护理学的范畴

一、护理学的理论范畴

(一)护理学研究的对象

护理学研究的对象随学科的发展而不断变化,从研究单纯的生物人向研究整体的人、社会的人转化。

(二)护理学与社会发展的关系

护理学与社会发展的关系体现在研究护理学在社会中的作用、地位和价值,研究社会对护理学发展的促进和制约因素。如老年人口增多使老年护理专业得到重视;慢性疾病患者增多使社区护理迅速发展;信息高速公路的建成使护理工作效率得以提高,也使护理专业向着网络化、信息化迈出了坚实的步伐。

(三)护理专业知识体系

护理专业知识体系是专业实践能力的基础。自 20 世纪 60 年代后,护理界开始致力于发展护理理论与概念模式,并将这些理论用于指导临床护理实践,对提高护理质量、改善护理服务起到了积极作用。

(四)护理交叉学科和分支学科

护理学与自然科学、社会科学、人文科学等多学科相互渗透,在理论上相互促进,在方法上相互启迪,在技术上相互借用,形成许多新的综合型、边缘型的交叉学科和分支学科,从而在更大范围内促进了护理学科的发展。

二、护理学的实践范畴

(一)临床护理

临床护理服务的对象是患者,临床护理包括基础护理和专科护理。

1.基础护理

基础护理是以护理学的基本理论、基本知识和基本技能为基础,结合患者生理、心理特点和治疗康复的需求,满足患者的基本需要。如基本护理技能操作、口腔护理、饮食护理、病情观察等。

2.专科护理

专科护理是以护理学及相关学科理论为基础,结合各专科患者的特点及诊疗要求,为患者提供护理。如各专科患者的护理、急救护理等。

(二)社区护理

社区护理是借助有组织的社会力量,将公共卫生学和护理学的知识与技能相结合,以社区人群为服务对象,对个人、家庭和社区提供促进健康、预防疾病、早期诊断、早期治疗、减少残障等服务,提高社区人群的健康水平。社区的护理实践属于全科性质,是针对整个社区人群实施连续及动态的健康服务。

(三)护理管理

护理管理是为了提高人们的健康水平,系统地利用护士的潜在能力、其他相关人员或设备、环境和社会活动的过程。护理管理是运用管理学的理论和方法,对护理工作的诸多要素(人、物、财、时间、信息等)进行科学地计划、组织、指挥、协调和控制,以确保护理服务正确、及时、安全、有效。

(四)护理研究

护理研究是推动护理学科发展,促进护理理论、知识、技能更新的有效措施。护理研究是用科学的方法探索未知,回答和解决护理领域的问题,直接或间接地指导护理实践的过程。护理研究多以人为研究对象。

(五)护理教育

护理教育是以护理学和教育学理论为基础,有目的地培养护理人才,以适应医疗卫生服务和护理学科发展的需要。护理教育分为基本护理教育、毕业后护理教育和继续护理教育三大类。基本护理教育包括中专教育、专科教育和本科教育;毕业后护理教育包括研究生教育、规范化培训;继续护理教育是对从事护理工作的在职人员提供以学习新理论、新知识、新技术、新方法为目的的终身教育。

第三节　护理的概念

一、护理的定义

护理的英文名为"nursing",原意为抚育、扶助、保护、照顾幼小等。自1860年南丁格尔开创现代护理新时代至今,护理的定义已经发生了深刻的变化。

南丁格尔认为"护理既是艺术,又是科学""护理应从最小限度地消耗患者的生命力出发,使周围环境保持舒适、安静、美观、整洁、空气新鲜、阳光充足、温度适宜,此外还有合理地调配饮食""护理的主要功能在于维护人们良好的状态,协助他们免于疾病,达到他们最高可能的健康水平"。

美国护理学家韩德森认为"护士的独特功能是协助患病的人或者健康的人,实施有利于健康、健康的恢复或安详死亡等活动。这些活动,在个人拥有体力、意愿与知识时,是可以独立完成的,护理也就是协助个人尽早不必依靠他人来执行这些活动。"

美国护士协会对护理的简明定义为"护理是诊断和处理人类对现存的和潜在的健康问题的反应。"此定义的内涵反映了整体护理概念。从1860年南丁格尔创立第一所护士学校以来,护理已经发展成为一门独立的学科与专业。护理概念的演变体现了人类对护理现象的深刻理解,是现代护理观念的体现。

护理是人文科学(艺术科学)和自然科学的结合。护理是护士与患者之间互动的过程。照顾是护理的核心。护理通过应用护理程序进行实践,通过护理科研不断提高。总体来说,护理起到了满足患者的各种需要,协助患者达到独立,教育患者,增进患者应对及适应的能力,寻求更健康的行为,达到完美的健康状态,为个人、家庭、群体及社会提供整体护理的作用。

二、护理的基本概念

护理有 4 个最基本的概念,可以对护理实践产生重要的影响并起决定性的作用。它们是:①人;②环境;③健康;④护理。这 4 个概念的核心是人,即护理实践是以人为中心的活动。缺少上述任何一个要素,护理就不可能成为一门独立的专业。

(一)人的概念

人是生理、心理、社会、精神、文化的统一整体,是动态的又是独特的。根据一般系统理论原则,人作为自然系统中的一个次系统,是一个开放系统,在不断与环境进行能量、物质、信息的交换。人的基本目标是保持机体的平衡,也就是机体内部各次系统之间和机体与环境之间的平衡。

护理的对象是人,既包括个人、家庭、社区和社会 4 个层面,也包括从婴幼儿到老年的整个年龄段。

(二)环境的概念

人类的一切活动都离不开环境,环境的质量与人类的健康有着密切关系。环境是人类生存或生活的空间,包括与人类的一切生命活动有着密切关系的各种内、外环境。机体内环境的稳态主要依靠各种调节机制(如神经系统和内分泌系统的功能)以自我调整的方式来控制和维持。外环境可分为自然环境和社会环境。自然环境是指存在于人类周围自然界中的各种因素的总和,它是人类及其他一切生物赖以生存和发展的物质基础,如空气、水、土壤和食物等自然因素。社会环境是人为的环境,是人们为了提高物质和文化生活而创造的环境。社会环境中同样有危害健康的各种因素,如人口的超负荷、文化教育落后、缺乏科学管理、社会上医疗卫生服务不完善等。此外,与护理专业有关的环境还包括治疗性环境。治疗性环境是专业人员在以治疗为目的的前提下创造一个适合患者恢复身心健康的环境。治疗性环境主要考虑两个主要因素:安全和舒适。考虑患者的安全,这就要求医院在建筑设计、设施配置及治疗护理过程中预防意外的发生,如设有防火装置、紧急供电装置、配有安全辅助用具(轮椅、床栏、拐杖等)、设立护理安全课程等;此外,医院还要建立院内感染控制办公室,加强微生物安全性的监测和管理。舒适既来源于良好的医院物理环境(温度、相对湿度、光线、噪声等),也来源于医院内工作人员优质的服务和态度。

人类与环境是互相依存、互相影响、对立统一的整体。人类的疾病大部分由环境中的致病因素引起。人体对环境的适应能力因年龄、神经类型、健康状况的不同而有很大的差别,所以健康的体魄是保持机体与外界环境平衡的必要条件。人类不仅需要有适应环境的能力,更要有能够认识环境和改造环境的能力,使两者处于互相适应和互相协调的平衡关系之中,使环境向着对人类有利的方向发展。

(三)健康的概念

健康不仅是指人没有躯体上的疾病,而且还要保持稳定的心理状态和具有良好的社会适应能力及良好的人际交往能力。每个人对健康有不同的理解和感知。健康程度还取决于个人对健康、疾病的经历及个人对健康的认识存在的差别。健康和疾病很难找到明显的界限,健康与疾病可在个体身上并存。

(四)护理的概念

护理是诊断和处理人类对现存和潜在健康问题的反应。护理有利于增进健康、预防疾病,有利于疾病的早期发现、早期诊断、早期治疗,通过护理、调养达到康复。护理的对象是人,人是一个整体,其疾病与健康受着躯体、精神和社会因素的影响。因此,在进行护理时,必须以患者为中心,为患者提供全面、系统、整体的身心护理。

第四节 护理的理念

护理的理念是指护理人员对护理的信念、理想和所认同的价值观。护理的理念可以影响护理专业的行为及护理品质。随着医学模式的转变,护理改革不断深入及人们对健康需求的不断提高,护理的理念也在不断更新和发展。

一、整体护理的理念

整体护理的理念是以人为中心,以现代护理观为指导,以护理程序为基础框架,并且把护理程序系统化地运用到临床护理和护理管理中去的指导思想。在整体护理的理念指导下,护理人员应以服务对象为中心,根据其需要和特点,提供包含服务对象生理、心理、社会等多方面的深入、细致、全面的帮助和照顾,从而解决服务对象的健康问题。整体护理不仅要求护理人员要对人的整个生命过程提供照顾,还要关注健康-疾病全过程并提供护理服务,并且要求护理人员要对整个人群提供服务。可以说,整体护理进一步充实和改变了护理研究的方向和内容,同时拓展了护理服务的服务范围,也有助于建立新型的护患关系。

二、以人为本的理念

以人为本在本质上是一种以人为中心,对人存在的意义、人的价值,以及人的自由和发展珍视与关注的思想。在护理实践中,体现在对患者的价值,即对患者的生命与健康、权利和需求、人格和尊严的关心和关注上。护理人员应该尊重患者的生命,理解患者的信仰、习惯、爱好、人生观、价值观,努力维护患者的人格和尊严,公正地看待每一位患者,维护患者合理的医疗保健权利,承认患者的知情权和选择权等。

三、优质护理服务的理念

优质护理服务是以患者为中心,强化基础护理,全面落实护理责任制,深化护理专业内涵,整体提升护理服务水平的护理理念。优质护理服务旨在倡导护理人员主动服务、感动服务、人性化服务,营造温馨、安全、舒适、舒心的就医环境,把爱心奉献给患者,为患者提供全程优质服务。称职、关怀、友好的态度、提供及时的护理是优质护理服务的体现。患者对护理人员所提供的护理服务的满意程度是优质护理服务的一种评价标准。优质护理服务既是医院的一种形象标志,也是指导护理人员实现护理目标,取得成功的关键所在。

在卫生事业改革发展的今天,面对患者的多种需求,护理人员只有坚持优质护理服务理念,从人的"基本需要"出发,实行人性化、个性化的优质护理服务,力争技术上追求精益求精,服务上追求尽善尽美,信誉上追求真诚可靠,才能锻造护理服务品牌,不断提高护理服务质量,提高患者的满意度。

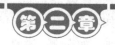

第二章
心内科疾病护理

第一节　心　绞　痛

　　心绞痛是冠状动脉供血不足,心肌急剧的、暂时的缺血与缺氧所引起的临床综合征。其特点为阵发性的前胸压榨性疼痛感,主要位于胸骨后部,可放射至心前区和左上肢,常发生于患者劳动或情绪激动时,持续数分钟,休息或用硝酸酯制剂后消失。

一、病因和发病机制

　　本病多见于男性,多数患者在 40 岁以上,劳累、情绪激动、饱食、受寒、阴雨天气、急性循环衰竭等为常见诱因。除冠状动脉粥样硬化外,本病还可由主动脉瓣狭窄或关闭不全、梅毒性主动脉炎、原发性肥厚型心肌病、先天性冠状动脉畸形、风湿性冠状动脉炎等引起。

　　对心绞痛患者心脏给予机械性刺激并不会引起疼痛,但心肌缺血与缺氧时则会引起疼痛。当冠状动脉的供血与心肌的需血之间发生矛盾,冠状动脉血流量不能满足心肌代谢的需要,引起心肌急剧的、暂时的缺血与缺氧时,即产生心绞痛。

　　心肌耗氧的多少由心肌张力、心肌收缩强度和心率所决定。心肌张力＝左心室收缩压(动脉收缩压)×心室半径。心肌收缩强度和心室半径通常不变,因此常用“心率×收缩压”(即二重乘积)作为估计心肌氧耗的指标。心肌能量的产生需要大量的氧供,心肌细胞摄取血液氧含量的65％～75％,而身体其他组织则仅摄取 10％～25％,因此心肌平时对血液中氧的吸收已接近于最大量,氧需要增加时已难以从血液中更多地摄取氧,只能依靠增加冠状动脉的血流量来提供。在正常情况下,冠状循环有很大的储备力,其血流量可增加到休息时的 6～7 倍。

缺氧时,冠状动脉也扩张,能使其流量增加 4～5 倍。动脉粥样硬化而致冠状动脉狭窄或部分分支闭塞时,其扩张性减弱,血流量减少,且对心肌的供血量相对地比较稳定。心肌的血液供给如降低到尚能应付心脏平时的需要,则休息时可无症状。一旦心脏负荷突然增加,如劳累、激动、左心衰竭等,使心肌张力增加(心腔容积增加、心室舒张末期压力增高)、心肌收缩力增加和心率增快等而致心肌氧耗量增加时,心肌对血液的需求增加;或当冠状动脉发生痉挛(如吸烟过度或神经体液调节障碍)时,冠状动脉血流量进一步减少;或在突然发生循环血流量减少的情况下(如休克、极度心动过速等),心肌血液供求之间的矛盾加深,心肌血液供给不足,遂引起心绞痛。严重贫血的患者,在心肌供血量虽未减少的情况下,可由于红细胞减少,血液携氧量不足而引起心绞痛。

在多数情况下,劳累诱发的心绞痛常在同一"心率×收缩压"值的水平上发生。

产生疼痛的直接因素,可能是在缺血缺氧的情况下,心肌内积聚过多的代谢产物,如乳酸、丙酮酸、磷酸等酸性物质,或类似激肽的多肽类物质,刺激心脏内自主神经的传入纤维末梢,经第1～5胸交感神经节和相应的脊髓段,传至大脑,产生疼痛的感觉。这种痛觉反应在与自主神经进入水平相同脊髓的脊神经所分布的皮肤区域,即胸骨后及两臂的前内侧与小指,尤其是在左侧,而多不在心脏解剖位置处。有人认为,在缺血区内富有神经供应的冠状血管的异常牵拉和收缩,可以直接产生疼痛冲动。

病理解剖检查显示心绞痛的患者,至少有一支冠状动脉的主支管腔显著狭窄达横切面的 75% 以上。有侧支循环形成者,则冠状动脉的主支有更严重的阻塞才会发生心绞痛。另一方面,冠状动脉造影发现 5%～10% 的心绞痛患者,其冠状动脉的主要分支无明显病变,提示这些患者的心肌血供和氧供不足,可能是冠状动脉痉挛、冠状循环的小动脉病变、血红蛋白和氧的离解异常、交感神经过度活动、儿茶酚胺分泌过多或心肌代谢异常等所致。

患者在心绞痛发作之前,常有血压增高、心率增快、肺动脉压增高和肺毛细血管压增高的变化,反映心脏和肺的顺应性降低,发作时可有左心室收缩力和收缩速度降低、喷血速度减慢、左心室收缩压下降、每搏输出量和心排血量降低、左心室舒张末期压和血容量增加等左心衰竭的病理生理变化。左心室壁可呈收缩不协调或部分心室壁有收缩减弱的现象。

二、临床表现

(一)症状

1.典型发作

突然发生的胸骨后上段、中段可波及心前区的压榨性、闷胀性或窒息性疼痛,可放射至左肩、左上肢前内侧及无名指和小指。重者有濒死的恐惧感和冷汗,往往迫使患者停止活动。疼痛历时1～5分钟,很少超过15分钟,休息或含化硝酸甘油多在1～2分钟(很少超过5分钟)后缓解。

2.不典型发作

(1)疼痛部位可出现在上腹部、颈部、下颌、左肩胛部或右前胸、左大腿内侧等。

(2)疼痛轻微或无疼痛,而出现胸部闷感、胸骨后烧灼感等。上述症状也应为发作型,休息或含化硝酸甘油可缓解。

心前区刺痛,手指能明确指出疼痛部位,以及伴有持续性疼痛或胸闷,多不是心绞痛。

(二)体征

平时一般无异常体征。心绞痛发作时可出现心率增快、血压增高、表情焦虑、出汗,有时出现第四或第三心音奔马律,可有暂时性心尖区收缩期杂音(乳头肌功能不全)。

(三)心绞痛严重程度的分级

根据加拿大心血管学会分类分为4级。①Ⅰ级:一般体力活动(如步行和登楼)不受限,仅在强、快或长时间劳力时发生心绞痛。②Ⅱ级:一般体力活动轻度受限。快步、饭后、寒冷或刮风中、精神应激或醒后数小时内步行或登楼;步行两个街区以上、登楼一层以上或爬山,均会引起心绞痛。③Ⅲ级:一般体力活动明显受限,步行1～2个街区,登楼一层引起心绞痛。④Ⅳ级:一切体力活动都引起不适,静息时可发生心绞痛。

三、分型

(一)劳累性心绞痛

劳累性心绞痛由活动和其他可引起心肌耗氧增加的情况诱发,又可分为下列几种。

1.稳定型劳累性心绞痛特点

(1)病程>1个月。

（2）胸痛发作与心肌耗氧量增加多有固定关系,即心绞痛阈值相对不变。

（3）诱发心绞痛的劳动强度相对固定,并可重复。

（4）胸痛发作在劳动当时,被迫停止活动,症状可缓解。

（5）心电图运动试验多呈阳性。

此型冠状动脉固定狭窄度超过管径的70%,以多支病变居多,冠状动脉动力性阻塞多不明显,粥样斑块无急剧增大或破裂出血,故临床病情较稳定。

2.初发型劳累性心绞痛特点

（1）病程<1个月。

（2）年龄较轻。

（3）男性居多。

（4）临床症状差异大。①轻型:中等强度劳动时偶发。②重型:轻微用力或休息时频发;梗死前心绞痛为回顾性诊断。

此型单支冠状动脉病变多,侧支循环少,因冠状动脉痉挛或粥样硬化进展迅速,斑块破裂出血,血小板聚集,甚至有血栓形成,导致病情不稳定。

3.恶化型劳累性心绞痛特点

（1）心绞痛发作次数、持续时间、疼痛程度在短期内突然加重。

（2）活动耐量较以前明显降低。

（3）日常生活中轻微活动均可诱发,甚至安静睡眠时也可发作。

（4）休息或服用硝酸甘油对缓解疼痛作用差。

（5）发作时心电图有明显的缺血性ST-T改变。

（6）血清心肌酶正常。

此型多属多支冠状动脉严重粥样硬化,并存在左主干病变,病情突然恶化可能因斑块脂质浸润急剧增大或破裂或出血,血小板凝聚血栓形成,使狭窄管腔更堵塞,至活动耐量降低。

（二）自发性心绞痛

心绞痛发作与心肌耗氧量增加无明显关系,而与冠状血流储备量减少有关,可单独发生或与劳累性心绞痛并存。与劳累性心绞痛相比,疼痛持续时间一般较长,程度较重,且服用硝酸甘油不易缓解。

1.卧位型心绞痛特点

（1）有较长的劳累性心绞痛病史。

（2）平卧时发作,多在午夜前,即入睡1～2小时发作。

（3）发作时需坐起,甚至需站立。

（4）疼痛较剧烈,持续时间较长。

（5）发作时心电图 ST 段下降显著。

（6）预后差,可发展为急性心肌梗死或发生严重心律失常而死亡。

此型发生机制尚有争论,可能与夜梦、夜间血压降低或发生未被察觉的左心室衰竭,以致狭窄的冠状动脉远端心肌灌注不足,或平卧时静脉回流增加,心脏工作量增加,需氧增加等有关。

2.变异型心绞痛特点

（1）发病年龄较轻。

（2）发作与劳累或情绪多无关。

（3）易于午夜到凌晨时发作。

（4）几乎在同一时刻呈周期性发作。

（5）疼痛较重,历时较长。

（6）发作时心电图示有关导联的 ST 段抬高,与之相对应的导联则 ST 段可压低。

（7）含化硝酸甘油可使疼痛迅速缓解,抬高的 ST 段随之恢复。

（8）血清心肌酶正常。

本型心绞痛是由于在冠状动脉狭窄的基础上,该支血管发生痉挛,引起一片心肌缺血所致。冠状动脉造影正常的患者,也可由于该动脉痉挛而引起。冠状动脉痉挛可能与 α 肾上腺素能受体受到刺激有关,患者迟早会发生心肌梗死。

3.中间综合征

（1）心绞痛发作持续时间长,可达 30 分钟以上。

（2）常在休息或睡眠中发作。

（3）心电图、放射性核素和血清学检查无心肌坏死的表现。

本型心绞痛其性质介于心绞痛与心肌梗死之间,常是心肌梗死的前奏。

4.梗死后心绞痛

梗死后心绞痛是在急性心肌梗死发生后 1 个月内(不久或数周)又出现的心绞痛。由于供血的冠状动脉阻塞发生心肌梗死,但心肌尚未完全坏死,一部分未坏死的心肌处于严重缺血状态下又发生疼痛,随时有再发生梗死的可能。

（三）混合性心绞痛

（1）劳累性心绞痛与自发性心绞痛并存,如兼有大支冠状动脉痉挛,除劳累性心绞痛外可并存变异型心绞痛,如兼有中等大支冠状动脉收缩则劳累性心绞痛可在通常能耐受的劳动强度以下发生。

（2）心绞痛阈值可变性大，临床表现为在当天不同时间、当年不同季节的心绞痛阈值有明显变化，如伴有 ST 段压低的心绞痛患者运动能力的昼夜变化，或一天中首次劳累性发作的心绞痛。劳累性心绞痛患者遇冷诱发及餐后发作的心绞痛多属此型。

此类心绞痛为一支或多支冠状动脉有临界固定狭窄病变限制了最大冠状动脉储备力，同时有冠状动脉痉挛收缩的动力性阻塞使血流减少，故心肌耗氧量增加与心肌供氧量减少两个因素均可诱发心绞痛。

"不稳定型心绞痛"一词在临床上被广泛应用，指介于稳定型劳累性心绞痛与急性心肌梗死和猝死之间的中间状态。它包括了除稳定型劳累性心绞痛外的上述所有类型的心绞痛，还包括冠状动脉成形术后心绞痛、冠状动脉旁路术后心绞痛等新近提出的心绞痛类型。其病理基础是在原有病变基础上发生冠状动脉内膜下出血、粥样硬化斑块破裂、血小板或纤维蛋白凝集、形成血栓、冠状动脉痉挛等。

四、辅助检查

（一）心电图检查

1.静息时心电图

约半数患者在正常范围，也可有非特异性 ST-T 异常或陈旧性心肌梗死图形，有时有房室或束支传导阻滞、期前收缩等。

2.心绞痛发作时心电图

绝大多数患者可出现暂时性心肌缺血引起的 ST 段移位；ST 段水平或下斜压低≥1 mm，ST 段抬高≥2 mm（变异型心绞痛）；T 波低平或倒置，平时 T 波倒置者发作时变直立（伪改善）。可出现各种心律失常。

3.心电图负荷试验

心电图负荷试验用于患者的心电图正常或可疑时。有双倍二级梯运动试验（Master 试验）、活动平板运动试验、蹬车试验、潘生丁试验、心房调搏和异丙肾上腺素静脉滴注试验等。

4.动态心电图

24 小时持续记录以证实胸痛时有无心电图缺血改变及无痛性禁忌缺血发作。

（二）放射性核素检查

1.^{201}Tl 心肌显像或兼做负荷（运动）试验

休息时铊显像所示灌注缺损主要见于心肌梗死后的瘢痕部位。而缺血心肌常在心脏负荷后的显示灌注缺损,并在休息后复查出现缺损区再灌注现象。

2.放射性核素心腔造影

静脉注射焦磷酸亚锡被细胞吸附后,再注射^{99m}Tc,即可使红细胞被标记上放射性核素,得到心腔内血池显影。可测定左心室射血分数及显示室壁局部运动障碍。

(三)超声心动图检查

二维超声心动图可检出部分冠状动脉左主干病变,结合运动试验可观察到心室壁节段性运动异常,有助于心肌缺血的诊断,静息状态下心脏图像呈阴性,尚可通过负荷试验确定,近年三维、经食管、血管内和心内超声检查增加了其诊断的阳性率和准确性。

(四)心脏 X 线检查

无异常发现或见心影增大、肺充血等。

(五)冠状动脉造影检查

冠状动脉造影检查可直接观察冠状动脉解剖及病变程度与范围,是确诊冠状动脉粥样硬化性心脏病(简称冠心病)的最可靠方法。但它是一种有一定危险的有创检查,不宜作为常规诊断手段。其主要指征为:①胸痛疑似心绞痛不能确诊者。②内科治疗无效的心绞痛,需明确冠状病变情况而考虑手术者。

(六)激发试验

为诊断冠状动脉痉挛,常用冷加压、过度换气及麦角新碱做激发试验,前两种试验较安全,但敏感性差,麦角新碱可引起冠状动脉剧烈收缩,仅适用于造影时冠状动脉正常或固定狭窄病变<50%的可疑冠状动脉痉挛患者。

五、诊断要点

根据典型的发作特点和体征,含用硝酸甘油后缓解,结合年龄和存在冠心病易患因素,排除其他原因所致的心绞痛,一般即可建立诊断。下列几方面有助于临床上判别心绞痛。

(一)性质

心绞痛应是压榨紧缩、压迫窒息、沉重闷胀性疼痛,而非刀割样尖锐痛或抓痛、短促的针刺样或触电样痛或昼夜不停的胸闷感觉。其实也并非全为“绞痛”,在少数患者可为烧灼感、紧张感或呼吸短促伴有咽喉或气管上方紧窄感。疼痛或不适感开始时较轻,逐渐增剧,然后逐渐消失,很少为体位改变或呼吸所影响。

（二）部位

疼痛或不适处常位于胸骨或其邻近部位,也可发生在上腹部至咽部之间的任何水平处,但极少在咽部以上。有时可位于左肩或左臂,偶尔也可位于右臂、下颌、下颈椎、上胸椎、左肩胛骨间或肩胛骨上区,然而位于左腋下或左胸下者很少。对于疼痛或不适感分布的范围,患者常需用整个手掌或拳头来指示,仅用一个手指的指端来指示者极少。

（三）时限

时限为 1～15 分钟,多数为 3～5 分钟,偶有达 30 分钟者(中间综合征除外)。疼痛持续仅数秒钟,或不适感(多为闷感)持续整天或数天者均不似心绞痛。

（四）诱发因素

诱发因素以体力劳累为主,其次为情绪激动,再次为寒冷环境、进冷饮及身体其他部位的疼痛。在体力活动后而不是在体力活动的当时发生的不适感,不似心绞痛。体力活动再加情绪激动,则更易诱发。自发性心绞痛可在无任何明显诱因下发生。

（五）硝酸甘油的效应

舌下含用硝酸甘油片如有效,心绞痛应于 1～2 分钟缓解(也有需要 5 分钟的情况,要考虑到患者可能对时间的估计不够准确),对卧位型的心绞痛,硝酸甘油可能无效。在评定硝酸甘油的效应时,还要注意患者所用的药物是否已经失效或接近失效。

（六）心电图检查

患者发作时心电图检查可见以 R 波为主的导联中,ST 段压低,T 波平坦或倒置(变异型心绞痛者则有关导联 ST 段抬高),发作过后数分钟内逐渐恢复。心电图无改变的患者可考虑做负荷试验。发作不典型者,诊断要依靠观察硝酸甘油的疗效和发作时心电图的改变;如仍不能确诊,可多次复查心电图、做心电图负荷试验或进行 24 小时动态心电图连续监测,如心电图出现阳性变化或负荷试验诱致心绞痛发作时也可确诊。

六、鉴别诊断

（一）X 综合征

目前临床上被称为 X 综合征的有两种情况:一是 1973 年 Kemp 所提出

的原因未明的心绞痛;二是 1988 年 Reaven 所提出的与胰岛素抵抗有关的代谢失常。心绞痛需与 Kemp 的 X 综合征相鉴别。X 综合征目前被认为是小的冠状动脉舒缩功能障碍所致,以反复发作的劳累性心绞痛为主要表现,疼痛也可在休息时发生,发作时或负荷后心电图可示心肌缺血表现、核素心肌灌注可示灌注缺损、超声心动图可示节段性室壁运动异常。但本病多见于女性,冠心病的易患因素不明显,疼痛症状不甚典型,冠状动脉造影阴性,左心室无肥厚表现,麦角新碱试验阴性,治疗反应不稳定而预后良好则与冠心病心绞痛不同。

(二)心脏神经症

心脏神经症多发于青年或更年期的女性患者,多为心前区刺痛或经常性胸闷,与体力活动无关,常伴心悸及叹息样呼吸,手足麻木等。过度换气或自主神经功能紊乱时可有 T 波低平或倒置,但心电图普萘洛尔试验或氯化钾试验时 T 波多能恢复正常。

(三)急性心肌梗死

本病疼痛部位与心绞痛相仿,但程度更剧烈,持续时间多在半小时以上,硝酸甘油不能缓解。常伴有休克、心律失常及心力衰竭;心电图面向梗死部位的导联 ST 段抬高,常有异常 Q 波;血清心肌酶增高。

(四)其他心血管病

如主动脉夹层形成、主动脉窦瘤破裂、主动脉瓣病变、肥厚型心肌病、急性心包炎等。

(五)颈胸疾病

如颈椎病、胸椎病、肋软骨炎、肩关节周围炎、胸肌劳损、肋间神经痛、带状疱疹等。

(六)消化系统疾病

如食管裂孔疝、贲门痉挛、胃及十二指肠溃疡、急性胰腺炎、急性胆囊炎及胆石症等。

七、治疗

预防主要是防止动脉粥样硬化的发生和发展。治疗原则是改善冠状动脉的供血和减轻心肌的耗氧,同时治疗动脉粥样硬化。

(一)发作时的治疗

1.休息

发作时立刻休息,一般患者在停止活动后症状即可消除。

2.药物治疗

较重的发作,可使用作用快的硝酸酯制剂。这类药物除了能扩张冠状动脉、降低其阻力、增加其血流量外,还可以通过对周围血管的扩张作用,减少静脉回心血量,降低心室容量、心腔内压、心排血量和血压,降低心脏前后负荷和心肌的需氧,从而缓解心绞痛。

(1)硝酸甘油:可用 0.3~0.6 mg 片剂,置于舌下含化,使其迅速为唾液所溶解而吸收,1~2 分钟即开始起作用,约半小时后作用消失,对约 92% 的患者有效,其中 76% 的患者在 3 分钟内见效。延迟见效或完全无效时提示患者并非患冠心病或患严重的冠心病,也可能是所含的药物已失效或未溶解,如属后者可嘱患者轻轻嚼碎药物后继续含化。长期反复应用本药可由于产生耐药性而效力降低,停用 10 天以上,可恢复有效性。近年还有喷雾剂和胶囊制剂,能达到更迅速起效的目的。不良反应有头昏、头胀痛、头部跳动感、面红、心悸等,偶尔有血压下降,因此在第一次用药时,患者宜取平卧位,必要时进行吸氧。

(2)硝酸异山梨酯:可用 5~10 mg,舌下含化,2~5 分钟见效,作用维持 2~3 小时。或用喷雾剂喷到口腔两侧黏膜上,每次 1.25 mg,1 分钟见效。

(3)亚硝酸异戊酯:为极易汽化的液体,盛于小安瓿内,每安瓿 0.2 mL,用时以小手帕包裹敲碎,立即盖于鼻部吸入。作用快而短,在 10~15 秒开始,几分钟即消失。本药作用与硝酸甘油相同,其降低血压的作用更明显,有引起晕厥的可能,目前多数学者不推荐使用。同类制剂还有亚硝酸辛酯。

在应用上述药物的同时,可考虑应用镇静药。

(二)缓解期的治疗

宜尽量避免各种已明确足以诱导发作的因素。调节饮食,特别是一次进食不应过饱,禁绝烟酒。调整日常生活与工作量;减轻精神负担;保持适当的体力活动,但以不致发生疼痛症状为度;有血脂异常者积极调整血脂;一般不需卧床休息。对于初次发作(初发型)或发作增多、加重(恶化型)或卧位型、变异型、中间综合征、梗死后心绞痛等,疑为心肌梗死前奏的患者,应嘱其休息一段时间。

使用作用持久的抗心绞痛药物,可防止心绞痛发作,可单独选用、交替应用或联合应用下列作用持久的药物。

1.硝酸酯制剂

(1)硝酸异山梨酯。①双硝酸异山梨酯:口服后半小时起作用,持续 3～5 小时,常用量为10～20 mg/4～6 h,初服时常有头痛反应,可将单剂改为 5 mg,以后逐渐加量。②单硝酸异山梨酯:口服后吸收完全,解离缓慢,药效达 8 小时,常用量为 20～40 mg/8～12 h。近年倾向于应用缓释制剂来减少服药次数,双硝酸异山梨酯的缓释制剂一次口服作用持续 8 小时,可用20～60 mg/8 h;单硝酸异山梨酯的缓释制剂用量为 50 mg,每天 1～2 次。

(2)长效硝酸甘油制剂。①硝酸甘油缓释制剂:口服后使硝酸甘油部分药物得以逃逸肝脏代谢,进入体循环而发挥其药理作用。一般服后半小时起作用,时间可长达 8～12 小时,常用剂量为2.5 mg,每天2次。②硝酸甘油软膏和贴片制剂:前者为 2％软膏,均匀涂于皮肤上,每次直径2～5 cm,涂药 60～90 分钟起作用,维持 4～6 小时;后者每贴含药 20 mg,贴于皮肤上后 1 小时起作用,维持12～24 小时。胸前或上臂皮肤为最合适涂药或贴药的部位。

患青光眼、颅内压增高、低血压或休克者不宜选用本类药物。

2.β 受体阻滞剂

β 受体有 β_1 和 β_2 两个亚型。心肌组织中 β_1 受体占主导地位,而支气管和血管平滑肌中以 β_2 受体为主。所有的 β 受体阻滞剂对两个亚型 β 受体都能抑制,但对心脏有些制剂有选择性作用。它们具有阻断拟交感胺类对心率和心收缩力受体的刺激作用,减慢心率,降低血压,降低心肌收缩力和氧耗量,从而缓解心绞痛的发作。此外,还能降低运动时血流动力的反应,使在同一运动量水平上的心肌耗氧量减少;使不缺血的心肌区小动脉(阻力血管)缩小,从而使更多的血液通过极度扩张的侧支循环(输送血管)流入缺血区。国外学者建议用量要大。不良反应有心室射血时间延长和心脏容积增加,这虽可能使心肌缺血加重或引起心力衰竭,但其使心肌耗氧量减少的作用远超过其不良反应。常用制剂如下。①普萘洛尔:每天 3～4 次,开始时每次 10 mg,逐步增加剂量,达每天80～200 mg;其缓释制剂用量为 160 mg,1 次/天。②氧烯洛尔:每天 3～4 次,每次 20～40 mg。③阿普洛尔:每天 2～3 次,每次 25～50 mg。④吲哚洛尔:每天3～4 次,每次 5 mg,逐步增至 60 mg/d。⑤索他洛尔:每天 2～3 次,每次 20 mg,逐步增至 200 mg/d。⑥美托洛尔:每天 2 次,每次 25～100 mg;其缓释制剂用量为200 mg,1 次/天。⑦阿替洛尔:每天 2 次,每次 12.5～75 mg。⑧醋丁洛尔:每天 200～400 mg,分2～3次服。⑨纳多洛尔:每天 1 次,每次 40～80 mg。⑩噻吗洛尔:每天 2 次,每次 5～15 mg。

本类药物有引起心动过缓、降低血压、抑制心肌收缩力、引起支气管痉挛等作用,长期应用时有些药物可以引起血脂增高,故选用药物时和用药过程中要加以注意和观察。新的一代制剂中赛利洛尔具有心脏选择性 β_1 受体阻滞作用,同时有部分 β_2 受体激动作用。其减缓心率的作用较轻,甚至可使夜间心率增快;有轻度兴奋心脏的作用;有轻度扩张支气管平滑肌的作用;使血胆固醇、低密度脂蛋白和甘油三酯降低而高密度脂蛋白胆固醇增高;使纤维蛋白降低而纤维蛋白原增高;长期应用对血糖无影响,因而更适用于老年冠心病患者。剂量为 $200\sim400$ mg,每天 1 次。

β 受体阻滞剂可与硝酸酯制剂合用,但要注意:①β 受体阻滞剂与硝酸酯制剂有协同作用,因而剂量应偏小,开始剂量尤其要注意减小,以免引起直立性低血压等不良反应。②停用 β 受体阻滞剂时应逐步减量,如果突然停用有诱发心肌梗死的可能。③心功能不全、支气管哮喘及心动过缓者不宜使用。由于其有减慢心律的不良反应,因而限制了剂量的加大。

3.钙通道阻滞剂

此类药物能抑制钙离子进入细胞内,抑制心肌细胞兴奋,收缩耦联中钙离子的利用,因而可以抑制心肌收缩,减少心肌耗氧;扩张冠状动脉,解除冠状动脉痉挛,改善心内膜下心肌的血供;扩张周围血管,降低动脉压,减轻心脏负荷;还可以降低血液黏度,抗血小板聚集,改善心肌的微循环。常用制剂如下。

(1)苯烷胺衍生物:最常用的是维拉帕米 $80\sim120$ mg,每天 3 次;其缓释制剂 $240\sim480$ mg,每天 1 次。不良反应有头晕、恶心、呕吐、便秘、心动过缓、PR间期延长、血压下降等。

(2)二氢吡啶衍生物。①硝苯地平:$10\sim20$ mg,每 $4\sim8$ 小时 1 次口服;舌下含用 $3\sim5$ 分钟起效;其缓释制剂用量为 $20\sim40$ mg,每天 $1\sim2$ 次。②氨氯地平:$5\sim10$ mg,每天 1 次。③尼卡地平:$10\sim30$ mg,每天 $3\sim4$ 次。④尼索地平:$10\sim20$ mg,每天 $2\sim3$ 次。⑤非洛地平:$5\sim20$ mg,每天 1 次。⑥伊拉地平:$2.5\sim10$ mg,每 12 小时 1 次。不良反应有头痛、头晕、乏力、面部潮红、血压下降、心率增快、下肢水肿等,也可有胃肠道反应。

(3)苯噻氮䓬衍生物:最常用的是地尔硫䓬,$30\sim90$ mg,每天 3 次,其缓释制剂用量为 $45\sim90$ mg,每天 2 次。不良反应有头痛、头晕、皮肤潮红、下肢水肿、心率减慢、血压下降、胃肠道不适等。

以钙通道阻滞剂治疗变异型心绞痛的疗效最好。本类药物可与硝酸酯制剂同服,其中二氢吡啶衍生物类如硝苯地平可与 β 受体阻滞剂同服,但维拉帕米和地尔硫章与β受体阻滞剂合用时则有过度抑制心脏的危险。停用本类药时也宜逐渐减量然后停服,以免发生冠状动脉痉挛。

4.冠状动脉扩张剂

冠状动脉扩张剂为能扩张冠状动脉的血管扩张剂,从理论上说其能增加冠状动脉的血流,改善心肌的血供,缓解心绞痛。但由于冠心病时冠状动脉病变情况复杂,有些血管扩张剂如双嘧达莫,可能扩张无病变或轻度病变的动脉较扩张重度病变的动脉远为显著,从而减少侧支循环的血流量,引起所谓"冠状动脉窃血",增加了正常心肌的供血量,使缺血心肌的供血量反而更减少,因而不再用于治疗心绞痛。目前仍用的有以下几种。

(1)吗多明:1～2 mg,每天2～3次,不良反应有头痛、面红、胃肠道不适等。

(2)胺碘酮:100～200 mg,每天3次,也可用于治疗快速心律失常,不良反应有胃肠道不适、药疹、角膜色素沉着、心动过缓、甲状腺功能障碍等。

(3)乙氧黄酮:30～60 mg,每天2～3次。

(4)卡波罗孟:75～150 mg,每天3次。

(5)奥昔非君:8～16 mg,每天3～4次。

(6)氨茶碱:100～200 mg,每天3～4次。

(7)罂粟碱:30～60 mg,每天3次。

(三)中医中药治疗

根据中医学辨证论治,采用治标和治本两种方法。治标,主要在疼痛期应用,以"通"为主,有活血、化瘀、理气、通阳、化痰等法;治本,一般在缓解期应用,以调整阴阳、脏腑、气血为主,有补阳、滋阴、补气血、调理脏腑等法。其中以"活血化瘀"法(常用丹参、红花、川芎、蒲黄、郁金等)和"芳香温通"法(常用苏合香丸、苏冰滴丸、宽胸丸、保心丸、麝香保心丸等)最为常用。此外,针刺或穴位按摩治疗也有一定疗效。

(四)其他药物和非药物治疗

右旋糖酐40或羟乙基淀粉注射液:250～500 mL/d,静脉滴注,14～30天为1个疗程,作用为改善微循环的血流灌注,从而能改善心肌的血流灌注,可用于治疗心绞痛的频繁发作。高压氧治疗能增加全身的氧供应,可使顽固的心绞痛得到改善,但疗效不易巩固。体外反搏治疗可能增加冠状动脉的血供,也可考虑应用。兼有早期心力衰竭者,治疗心绞痛的同时宜用快速作用的洋地黄类制剂。鉴于不稳定型心绞痛的病理基础是在原有冠状动脉粥样硬化病变上发生冠状动脉内膜下出血、斑块破裂、血小板或纤维蛋白凝集形成血栓,故对其采用抗凝血、溶血栓和抗血小板药物治疗,效果较好。

(五)冠状动脉介入性治疗

1.经皮冠状动脉腔内成形术

经皮冠状动脉腔内成形术为用带球囊的心导管经周围动脉送到冠状动脉,在导引钢丝的引导下进入狭窄部位,向球囊内注入造影剂使之扩张,在有指征的患者中可收到与外科手术治疗同样的效果。过去认为理想的指征:①心绞痛病程(<1年)药物治疗效果不佳,患者失健。②1支冠状动脉病变,且病变在近端、无钙化或痉挛。③有心肌缺血的客观证据。④患者有较好的左心室功能和侧支循环。施行本术如不成功需做紧急主动脉-冠状动脉旁路移植手术。

近年随着技术的改进,经验的累积,手术指征已扩展到:①治疗多支或单支多发病变。②治疗近期完全闭塞的病变,包括发病6小时内的急性心肌梗死。③治疗病情初步稳定2周后的不稳定型心绞痛。④治疗主动脉-冠状动脉旁路移植术后血管狭窄。无血供保护的左冠状动脉主干病变为本手术治疗的禁忌证。本手术即使成功率在90%左右,但术后3～6个月,25%～35%的患者可再次发生狭窄。

2.冠状动脉内支架安置术

冠状动脉内支架安置术是以不锈钢、钴合金或钽等金属和高分子聚合物制成的筛网状、含槽的管状和环绕状的支架,通过心导管置入冠状动脉,由于支架自行扩张或借球囊膨胀作用使其扩张,支撑在血管壁上,从而维持血管内血流畅通。用于下述情况:①改善经皮冠状动脉腔内成形术的疗效,降低再狭窄的发生率,尤其适于经皮冠状动脉腔内成形术扩张效果不理想者。②经皮冠状动脉腔内成形术时由于冠状动脉内膜撕脱、血管弹性回缩、冠状动脉痉挛或血栓形成而出现急性血管闭塞者。③慢性病变冠状动脉近于完全阻塞者。④旁路移植血管段狭窄者。⑤急性心肌梗死者。

术后使用抗血小板药物治疗预防支架内血栓形成,可用阿昔单抗静脉注射,0.25 mg/kg,然后静脉滴注每小时10 μg/kg,共12小时;或依替巴肽静脉注射,180 μg/kg,然后静脉滴注每分钟2 μg/kg,共96小时;或替罗非班,静脉滴注每分钟0.4 μg/kg,共30分钟,然后每分钟0.1 μg/kg,滴注48小时。口服制剂如珍米洛非班,5～20 mg,每天2次。也可口服常用的抗血小板药物如阿司匹林、双嘧达莫、噻氯匹定或较新的氯吡格雷等。

3.其他介入性治疗

其他介入性治疗有冠状动脉斑块旋切术、冠状动脉斑块旋切吸引术、冠状动脉斑块旋磨术、冠状动脉激光成形术等,这些在经皮冠状动脉腔内成形术的基础上发展的方法,有望使冠状动脉再通更好,使再狭窄的发生率降低。近年还有用冠状动脉内超声、冠状动脉内放射治疗(简称放疗)的介入性方法,其结果有待观察。

(六)运动治疗

谨慎安排进度适宜的运动锻炼有助于促进侧支循环的发展,提高体力活动的耐受量,改善症状。

(七)不稳定型心绞痛的治疗

各种不稳定型心绞痛的患者均应住院卧床休息,在密切监护下,进行积极的内科治疗,尽快控制症状和防止发生心肌梗死。需取血测血清心肌酶和观察心电图变化以排除急性心肌梗死,并注意胸痛发作时的 ST 段改变。胸痛时可先含硝酸甘油 $0.3 \sim 0.6$ mg,如反复发作可舌下含硝酸异山梨酯 $5 \sim 10$ mg,每 2 小时 1 次,必要时加大剂量,以收缩压不过于下降为度,症状缓解后改为口服。如无心力衰竭可加用 β 受体阻滞剂和/或钙通道阻滞剂,剂量可偏大些。胸痛严重而且频繁或难以控制者,可静脉内滴注硝酸甘油,以 1 mg 溶于 5% 葡萄糖液 $50 \sim 100$ mL 中,开始时剂量为 $10 \sim 20$ $\mu g/min$,需要时逐步增加至 $100 \sim 200$ $\mu g/min$;也可用硝酸异山梨酯 10 mg 溶于 5% 葡萄糖 100 mL 中,以 $30 \sim 100$ $\mu g/min$ 静脉滴注。对发作时 ST 段抬高或有其他证据提示其发作主要由冠状动脉痉挛引起者,宜用钙通道阻滞剂取代 β 受体阻滞剂。鉴于本型患者常有冠状动脉内粥样斑块破裂、血栓形成、血管痉挛及血小板聚集等病变基础,近年主张用阿司匹林口服,肝素或低分子肝素皮下或静脉注射以预防血栓形成。情况稳定后行选择性冠状动脉造影检查,考虑介入或手术治疗。

八、护理

(一)护理评估

1.病史

询问有无高血压、高脂血症、吸烟、糖尿病、肥胖等危险因素,以及劳累、情绪激动、饱食、寒冷、吸烟、心动过速、休克等诱因。

2.身体状况

身体状况主要评估胸痛的特征,包括诱因、部位、性质、持续时间、缓解方式及心理感受等。典型心绞痛的特征：①发作在劳力等诱因的当时。②疼痛部位在胸骨体上段或中段之后，可波及心前区约手掌大小范围，甚至横贯前胸，界限不是很清楚，常放射至左肩臂内侧达无名指和小指，或至颈部、咽部、下颌部。③疼痛性质为压迫、紧缩性闷痛或烧灼感，偶伴濒死感，迫使患者立即停止原来的活动，直至症状缓解。④疼痛一般持续3～5分钟，经休息或舌下含化硝酸甘油几分钟内缓解，可数天或数周发作1次，或一天发作多次。⑤发作时多有紧张或恐惧感，发作后会焦虑、多梦。

发作时体检常有心率加快、血压升高、面色苍白、冷汗，部分患者有暂时性心尖部收缩期杂音、舒张期奔马律、交替脉。

3.实验室及其他检查

（1）心电图检查：主要是在R波为主的导联上，ST段压低，T波平坦或倒置等。

（2）心电图负荷试验：通过增加心脏负荷及心肌氧耗量，激发心肌缺血性ST-T改变，有助于临床诊断和疗效评定等。常用的方法有饱餐试验、双倍阶梯运动试验及次极量运动试验（蹬车运动试验、活动平板运动试验）等。

（3）动态心电图：可以连续24小时记录心电图，观察缺血时的ST-T改变，有助于诊断、观察药物治疗效果及有无心律失常。

（4）超声波检查：二维超声显示左主冠状动脉及分支管腔可能变窄，管壁不规则增厚及回声增强。心绞痛发作时或运动后局部心肌运动幅度降低或无运动及心功能降低。超声多普勒于二尖瓣上取样，可测出舒张早期血液速度降低，舒张末期流速增加，表示舒张早期心肌顺应性降低。

（5）X线检查：冠心病患者在合并有高血压病或心功能不全时，可有心影扩大、主动脉弓屈曲延长；心力衰竭严重时，可合并肺充血改变；有陈旧性心肌梗死合并室壁瘤时，X线下可见心室反向搏动。

（6）放射性核素检查：静脉注射[201]Tl，心肌缺血区不显像。[201]Tl运动试验以运动诱发心肌缺血，可使休息时无异常表现的冠心病患者呈现不显像的缺血区。

（7）冠状动脉造影：可发现中动脉粥样硬化引起的狭窄性病变及其确切部位、范围和程度，并能估计狭窄处远端的管腔情况。

（二）护理目标

（1）患者主诉疼痛次数减少，程度减轻。

（2）患者能够掌握活动规律并保持最佳活动水平，表现为活动后不出现心律失常和缺氧表现。心率、血压、呼吸维持在预定范围。

（3）患者能够运用有效的应对机制减轻或控制焦虑。

（4）患者能了解本病防治常识,说出所服用药物的名称、用法、作用和不良反应。

（5）无并发症发生。

（三）护理措施

1.一般护理

（1）患者应卧床休息,嘱患者避免做突然用力的动作,饭后不宜进行体力活动,防止精神紧张、情绪激动、受寒、饱餐及吸烟酗酒,宜少量多餐,清淡饮食,不宜进食含动物脂肪及高胆固醇的食物。

对有恐惧和焦虑心理的患者,应向患者解释冠心病的性质,只要注意生活保健,坚持治疗,可以防止病情的发展;对情绪不稳者,可适当应用镇静剂。

（2）保持大小便通畅,做好皮肤及口腔的护理。

2.病情观察与护理

（1）不稳定型心绞痛患者应在监护室监护,密切观察病情和心电图变化,观察胸痛持续的时间、次数,并注意观察硝酸盐类等药物的不良反应。发现异常,及时报告医师,并协助相应的处理。

（2）患者心绞痛发作时,嘱其安静卧床休息,做心电图检查观察其 ST-T 的改变,并给予舌下含化硝酸甘油 0.6 mg,吸氧。对有频繁发作的心绞痛或属自发型心绞痛的患者,需提高警惕,用心电监护观察有无发展为心肌梗死。如有上述变化,应及时报告医师。

（四）健康教育

（1）向患者及家属讲解有关疾病的病因及诱发因素,防止过度脑力劳动,适当参加体力活动;合理搭配饮食结构;肥胖者需限制饮食;戒烟酒。积极防治高血压、高脂血症和糖尿病。有上述疾病家族史的青年,应早期注意血压及血脂变化,争取早期发现,及时治疗。

（2）患者心绞痛症状控制后,应坚持服药治疗,避免导致心绞痛发作的诱因。对不经常发作者,需鼓励其做适当的体育锻炼如散步、打太极拳等,这样有利于冠状动脉侧支循环的建立。患者应随身携带硝酸甘油片或亚硝酸异戊酯等药物,以备心绞痛发作时自用。

（3）出院时指导患者根据病情调整饮食结构,坚持医师、护士建议的合理化饮食。教会患者家属正确测量血压、脉搏、体温的方法。教会患者及家属识别与患者发病有关的诱发因素,如吸烟、情绪激动等。

（4）出院带药，给患者提供有关的书面材料，指导患者正确用药。

（5）教会患者门诊随访知识。

第二节　心　律　失　常

正常心律起源于窦房结，并沿正常房室传导系统顺序激动心房和心室，频率为60～100次/分（成人），节律基本规则。心律失常是指心脏冲动的起源、频率、节律、传导速度和传导顺序等异常。

一、分类

心律失常按其发生机制分为冲动形成异常和冲动传导异常两大类。

（一）冲动形成异常

1.窦性心律失常

（1）窦性心动过速。

（2）窦性心动过缓。

（3）窦性心律不齐。

（4）窦性停搏。

2.异位心律

（1）主动性异位心律：①期前收缩（房性、房室交界性、室性）。②阵发性心动过速（房性、房室交界性、室性）。③心房扑动、心房颤动。④心室扑动、心室颤动。

（2）被动性异位心律：①逸搏（房性、房室交界性、室性）。②逸搏心律（房性、房室交界性、室性）。

（二）冲动传导异常

1.生理性

干扰及房室分离。

2.病理性

（1）窦房传导阻滞。

（2）房内传导阻滞。

（3）房室传导阻滞。

（4）室内传导阻滞（左、右束支及左束支分支传导阻滞）。

3.房室间传导途径异常

预激综合征。

此外，临床上还可依据心律失常发作时心率的快慢分为快速性心律失常和缓慢性心律失常。

二、病因及发病机制

（一）生理因素

健康人均可发生心律失常，特别是窦性心律失常和期前收缩等。情绪激动、精神紧张、过度疲劳、大量吸烟、饮酒、喝浓茶或咖啡等常为诱发因素。

（二）器质性心脏病

各种器质性心脏病是引发心律失常的最常见原因，以冠心病、心肌病、心肌炎、风湿性心脏病多见，尤其是发生心力衰竭或心肌梗死时。

（三）非心源性疾病

除了心脏病外，其他系统的严重疾病，也可引发心律失常，如急性脑血管病、甲状腺功能亢进症、慢性阻塞性肺疾病等。

（四）其他

电解质紊乱（低钾血症、低钙血症、高钾血症等）、药物作用（洋地黄、肾上腺素等）、心脏手术或心导管检查、中暑、电击伤等均可引发心律失常。

心律失常发生的基本原理是由于多种原因引起心肌细胞的自律性、兴奋性、传导性改变，导致心脏冲动形成异常、冲动传导异常，或两者兼而有之。

三、诊断要点

通过病史、体征可以做出初步判定。确定心律失常的类型主要依靠心电图，某些心律失常尚需做心电生理检查。

（一）病史

心律失常的诊断应从详细采集病史入手，让患者客观描述发生心悸等症状时的感受。症状的严重程度取决于心律失常对血流动力学的影响，轻者可无症状或出现心悸、头晕；严重者可诱发心绞痛、心力衰竭、晕厥甚至猝死，增加心血管病死亡的危险性。

(二)体格检查

体格检查包括心脏视诊、触诊、叩诊、听诊的全面检查,并注意检查患者的神志、血压、脉搏频率及节律。

(三)辅助检查

心电图是诊断心律失常最重要的一项无创性检查技术。应记录多导联心电图,并记录能清楚显示P波导联的心电图长条以备分析,通常选择Ⅱ或V_1导联。其他辅助诊断的检查还有动态心电图、运动试验和食管心电图等。临床心电生理检查,如食管心房调搏检查、心室内心电生理检查对明确心律失常的发病机制、治疗、预后均有很大帮助。

四、各种心律失常的概念、临床意义及心电图特点

(一)窦性心律失常

正常心脏起搏点位于窦房结,由窦房结发出冲动引起的心律称为窦性心律,成人频率为 60～100 次/分。正常窦性心律的心电图特点(图 2-1):①P 波在Ⅰ、Ⅱ、aVF 导联直立,aVR 导联倒置。②PR 间期为0.12～0.20 秒。③PP 间期之差<0.12 秒。窦性心律的频率可因年龄、性别、体力活动等不同有显著差异。

1.窦性心动过速

(1)成人窦性心律的频率超过 100 次/分,称为窦性心动过速,其心率的增快和减慢是逐渐改变的。

(2)心电图特点(图 2-2)为窦性心律,PP 间期<0.60 秒,成人频率大多在100～180 次/分。

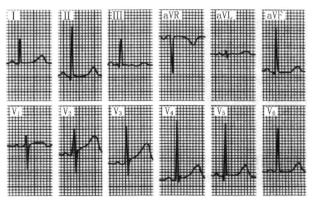

图 2-1　正常心电图

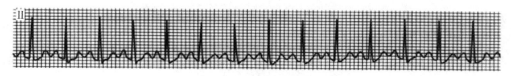

图 2-2　窦性心动过速

（3）窦性心动过速一般不需特殊治疗。治疗主要针对原发病和祛除诱因,必要时可应用 β 受体阻滞剂(如普萘洛尔)或镇静剂(如地西泮)。

2.窦性心动过缓

（1）成人窦性心律的频率低于 60 次/分,称为窦性心动过缓。

（2）心电图特点(图 2-3)为窦性心律,PP 间期＞1.0 秒。常伴窦性心律不齐,即 PP 间期之差＞0.12 秒。

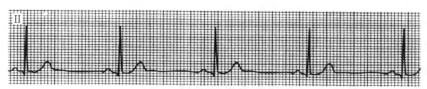

图 2-3　窦性心动过缓

（3）无症状的窦性心动过缓通常无须治疗。因心率过慢出现头晕、乏力等心排血量不足的症状时,可用阿托品、异丙肾上腺素等药物,必要时需行心脏起搏治疗。

3.窦性停搏

（1）窦性停搏是指窦房结冲动形成暂停或中断,导致心房及心室活动相应暂停的现象,又称窦性静止。

（2）心电图特点(图 2-4)为一个或多个 PP 间期显著延长,而长 PP 间期与窦性心律的基本 PP 间期之间无倍数关系,其后可出现交界性或室性逸搏或逸搏心律。

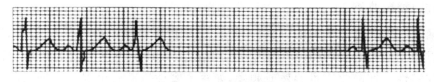

图 2-4　窦性停搏

（3）窦性停搏可由迷走神经张力增高或洋地黄、胺碘酮、钾盐、乙酰胆碱等药物,以及高钾血症、心肌炎、心肌病、冠心病等引起。临床症状轻重不一,轻者无症状或偶尔出现心搏暂停,重者可发生阿-斯综合征甚至死亡。

4.病态窦房结综合征

(1)病态窦房结综合征简称病窦综合征,是由窦房结及其邻近组织病变引起的窦房结起搏功能和/或窦房结传导功能障碍,从而产生多种心律失常的综合表现。

(2)病窦综合征常见病因为冠心病、心肌病、心肌炎,也可见于结缔组织病、代谢性疾病及家族性遗传性疾病等,少数病因不明。主要临床表现为心动过缓导致脑、心、肾等脏器供血不足,尤以脑供血不足表现为主。轻者表现为头晕、心悸、乏力、记忆力减退等,重者可发生短暂晕厥或阿-斯综合征。部分患者合并心动过缓-心动过速综合征(慢-快综合征)发作,进而可出现心悸、心绞痛或心力衰竭。

(3)心电图特点(图 2-5):①持续而显著的窦性心动过缓(<50 次/分)。②窦性停搏或(和)窦房传导阻滞。③窦房传导阻滞与房室传导阻滞并存。④慢-快综合征是指心动过缓与房性快速性心律失常(如房性心动过速、心房扑动、心房颤动)交替发作,出现房室交界性逸搏心律。

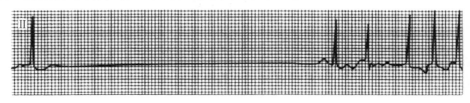

图 2-5 病态窦房结综合征(慢-快综合征)

(4)积极治疗原发疾病。无症状者,不必给予治疗,仅定期随访观察;反复出现严重症状及心电图大于 3 秒长间歇者宜首选安装人工心脏起搏器。慢-快综合征患者应用起搏器治疗后,仍有心动过速发作,则可同时用药物控制快速性心律失常发作。

(二)期前收缩

期前收缩又称过早搏动,简称早搏。它是指窦房结以外的异位起搏点发出的过早冲动引起的心脏搏动。根据异位起搏点的部位不同可分为房性、房室交界性和室性。期前收缩可偶发或频发,如每个窦性搏动后出现一个期前收缩,称为二联律;每两个窦性搏动后出现一个期前收缩,称为三联律。在同一导联上如室性期前收缩的形态不同,称为多源性室性期前收缩。

期前收缩可见于健康人,其发生与情绪激动、过度疲劳、过量饮酒或吸烟、饮浓茶或咖啡等有关。急性心肌梗死、风湿性心脏瓣膜病、心肌病、心肌炎等各种心脏病常可引起。此外,药物毒性作用、电解质紊乱、心脏手术或心导管检查均可引起期前收缩。

1.临床意义

偶发的期前收缩一般无症状,部分患者可有漏跳的感觉。频发的期前收缩由于影响心排血量,可引起头痛、乏力、晕厥等;原有心脏病者可诱发或加重心绞痛或心力衰竭。听诊心律不规则,期前收缩的第一心音增强,第二心音减弱或消失。脉搏触诊可发现脉搏脱落。

2.心电图特点

(1)房性期前收缩(图 2-6):提前出现的房性异位 P 波,其形态与同导联窦性 P 波不同;P′R 间期＞0.12 秒;P′波后的 QRS 波群有 3 种可能:①与窦性心律的 QRS 波群相同。②因室内差异性传导出现宽大畸形的 QRS 波群。③提前出现的 P′波后无 QRS 波群,称为未下传的房性期前收缩;多数为不完全性代偿间歇(即期前收缩前后窦性 P 波之间的时限常短于 2 个窦性 PP 间期)。

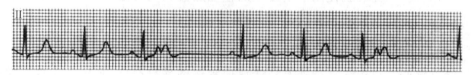

图 2-6 房性期前收缩

(2)房室交界性期前收缩(图 2-7):提前出现的 QRS 波群,其形态与同导联窦性心律 QRS 波群相同,或因室内差异性传导而变形;逆行 P 波(Ⅰ、Ⅱ、aVF 导联倒置,aVR 导联直立)有 3 种可能:①P′波位于 QRS 波群之前,P′R 间期＜0.12 秒。②P′波位于 QRS 波群之后,RP′间期＜0.20 秒。③P′波埋于 QRS 波群中,QRS 波群之前后均看不见 P′波;多数为完全性代偿间期(即期前收缩前后窦性 P 波之间的时限等于 2 个窦性 PP 间期)。

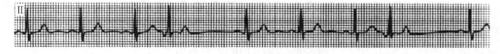

图 2-7 房室交界性期前收缩

(3)室性期前收缩(图 2-8):①提前出现的 QRS 波群宽大畸形,时限＞0.12 秒。②QRS 波群前无相关的 P 波。③T 波方向与 QRS 波群主波方向相反。④多数为完全性代偿间歇。

3.治疗要点

（1）病因治疗：积极治疗原发病，解除诱因。如改善心肌供血，控制心肌炎症，纠正电解质紊乱，避免情绪激动或过度疲劳等。

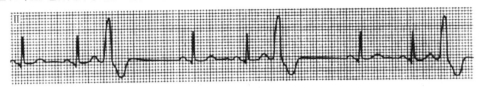

图 2-8　室性期前收缩

（2）药物治疗：无明显自觉症状或偶发的期前收缩者，一般无须抗心律失常药物治疗，可酌情使用镇静剂，如地西泮等。如频繁发作，症状明显或有器质性心脏病者，必须积极治疗。根据期前收缩的类型选用不同的药物。房性期前收缩、交界性期前收缩可选用维拉帕米、普罗帕酮、莫雷帕酮或 β 受体阻滞剂等药物。室性期前收缩选用 β 受体阻滞剂、美西律、普罗帕酮、莫雷帕酮等药物。

（3）其他：急性心肌梗死早期发生的室性期前收缩可选用利多卡因；洋地黄中毒引起的室性期前收缩首选苯妥英钠。

（三）阵发性心动过速

阵发性心动过速是一种阵发性快速而规律的异位心律，是由 3 个或 3 个以上连续发生的期前收缩形成，根据异位起搏点的部位不同可分为房性、房室交界性和室性阵发性心动过速。由于房性、房室交界性阵发性心动过速在临床上难以区别，故统称为阵发性室上性心动过速。阵发性室上性心动过速常见于无器质性心脏病者，其发作与体位改变、情绪激动、过度疲劳、烟酒过量等有关。阵发性室性心动过速多见于心肌病变广泛而严重的患者，如冠心病患者发生急性心肌梗死时；其次是患有心肌病、心肌炎、二尖瓣脱垂、心脏瓣膜病等的患者。

1.临床意义

（1）阵发性室上性心动过速突然发作、突然终止，持续时间长短不一。发作时患者常有心悸、焦虑、紧张、乏力，甚至诱发心绞痛、心功能不全、晕厥或休克。症状轻重取决于发作时的心率、持续时间和有无心脏病变等。听诊心律规则，心率在 150～250 次/分，心尖部第一心音强度不变。

（2）阵发性室性心动过速症状轻重取决于室性心动过速发作的频率、持续时间、有无器质性心脏病及心功能状况。非持续性室性心动过速（发作时间 <30 秒）患者通常无症状或仅有心悸；持续性室性心动过速患者常伴明显血流

动力学障碍与心肌缺血,可出现低血压、晕厥、心绞痛、休克或急性肺水肿。听诊心律略不规则,心率常在100~250 次/分。如发生完全性房室分离,则第一心音强度不一致。

2.心电图特点

(1)阵发性室上性心动过速(图 2-9):①3 个或 3 个以上连续而迅速的室上性期前收缩,频率范围达150~250 次/秒,节律规则。②P 波不易分辨。③绝大多数患者 QRS 波群形态与时限正常。

(2)阵发性室性心动过速(图 2-10):①3 个或 3 个以上连续而迅速的室性期前收缩,频率范围达100~250 次/分,节律较规则或稍有不齐。②QRS 波群形态畸形,时限>0.12 秒,有继发 ST-T 改变。③如有 P 波,则 P 波与 QRS 波无关,且其频率比 QRS 频率缓慢。④常可见心室夺获与室性融合波。

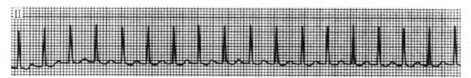

图 2-9 阵发性室上性心动过速

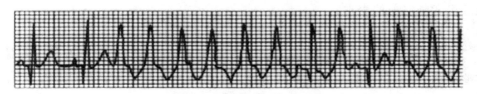

图 2-10 阵发性室性心动过速

3.治疗要点

(1)阵发性室上性心动过速急性发作时治疗如下。①刺激迷走神经:可起到减慢心率、终止发作的作用。方法包括刺激悬雍垂诱发恶心、呕吐;深吸气后屏气,再用力做呼气动作;颈动脉窦按摩等。上述方法可重复多次使用。②药物终止发作:当刺激迷走神经无效时,可采用维拉帕米或三磷酸腺苷(ATP)静脉注射。

预防复发:除避免诱因外,发作频繁者可选用地高辛、长效钙通道阻滞剂、长效普萘洛尔等药物。对于反复发作或药物治疗无效者,可考虑施行射频消融术。该方法具有安全、迅速、有效且能治愈心动过速的优点,可作为预防发作的首选方法。

（2）阵发性室性心动过速：由于室性心动过速多发生于器质性心脏病患者，往往导致血流动力学障碍，甚至发展为心室颤动，应严密观察予以紧急处理，终止其发作。

一般遵循的原则是无器质性心脏病者发生的非持续性室性心动过速，如无症状，无须进行治疗；持续性室性心动过速发作，无论有无器质性心脏病，均应给予治疗；有器质性心脏病的非持续性室性心动过速也应考虑治疗。药物首选利多卡因，静脉注射 100 mg，有效后可给予静脉滴注维持。其他药物如普罗帕酮、胺碘酮也有疗效。如使用上述药物无法终止发作，且患者已出现低血压、休克、脑血流灌注不足等危险表现时，应立即给予同步直流电复律来进行治疗。

（四）扑动与颤动

当自发性异位搏动的频率超过阵发性心动过速的范围时，形成扑动或颤动。根据异位起搏点的部位不同可分为心房扑动与心房颤动、心室扑动与心室颤动。心房颤动是成人最常见的心律失常之一，远较心房扑动多见，二者发病率之比为 10:1～20:1，绝大多数见于各种器质性心脏病，其中以风湿性心脏瓣膜病最为常见。心室扑动与心室颤动是最严重的致命性心律失常，心室扑动多为心室颤动的前奏，而心室颤动则是导致心源性猝死的常见心律失常，也是心脏病或其他疾病患者临终前的表现。

1.临床意义

（1）心房扑动与心房颤动：心房扑动和心房颤动的症状取决于患者有无器质性心脏病、基础心功能及心室率的快慢。如心室率不快且无器质性心脏病者可无症状；心室率快者可有心悸、胸闷、头晕、乏力等症状。心房颤动时心房有效收缩消失，心排血量减少 25%～30%，加之心室率增快，对血流动力学影响较大，导致心排血量、冠状循环及脑部供血明显减少，引起心力衰竭、心绞痛或晕厥；还易引起心房内附壁血栓的形成，部分血栓脱落可引起体循环动脉栓塞，以脑栓塞最常见。体检时心房扑动的心室律可规则或不规则。心房颤动时，听诊第一心音强弱不等，心室律绝对不规则；心室率较快时，脉搏短绌（脉率慢于心率）明显。

（2）心室扑动与心室颤动：心室扑动和心室颤动对血流动力学的影响均等于心室停搏，其临床表现无差别，二者具有下列特点：意识突然丧失，常伴有全身抽搐，持续时间长短不一；心音消失，脉搏触不到，血压测不出；呼吸不规则或停止；瞳孔散大，对光反射消失。

2.心电图特点

（1）心房扑动（图 2-11）：①P 波消失，代之以间隔均匀、形状相似的锯齿状心房扑动波(F波),频率为250~350次/分。②F波与QRS波群成某种固定的比例,最常见的比例为2:1房室传导,有时比例关系不固定则引起心室律不规则。③QRS波群形态一般正常,伴有室内差异性传导者QRS波群可增宽、变形。

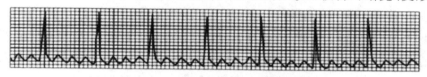

图2-11　心房扑动(2:1房室传导)

(2)心房颤动(图2-12):①P波消失,代之以大小不等、形态不一、间期不等的心房颤动波(F波),频率为350~600次/分。②RR间期绝对不等。③QRS波群形态通常正常,当心室率过快,发生室内差异性传导时,QRS波群增宽、变形。

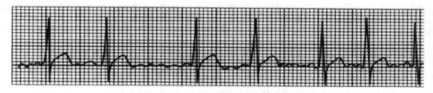

图2-12　心房颤动

(3)心室扑动(图2-13):P-QRS-T波群消失,代之以波幅大而较规则的正弦波(心室扑动波)图形,频率为150~300次/分。

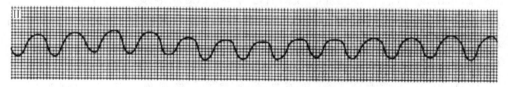

图2-13　心室扑动

(4)心室颤动(图2-14):P-QRS-T波群消失,代之以形态、振幅与间隔绝对不规则的颤动波(心室颤动波),频率为150~500次/分。

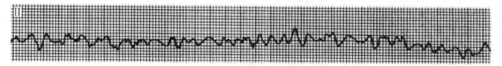

图2-14　心室颤动

3.治疗要点

(1)心房扑动与心房颤动:心房扑动与心房颤动伴有较快心室率时,可使用洋地黄类药物减慢心室率,以保持血流动力学的稳定,此法可以使有些心房扑动或心房颤动转为窦性心律。其他药物如维拉帕米、地尔硫䓬等也能起到终止心房扑动、心房颤动的作用。对于持续性心房颤动的患者,符合条件者可采用药物如奎尼丁、胺碘酮等进行复律。无效时可使用电复律。

(2)心室扑动和心室颤动:心室扑动或心室颤动发生后,如果不迅速采取抢救措施,患者一般在3~5分钟死亡,因此必须争分夺秒、尽快恢复有效心律。一旦心电监测确定为心室扑动或心室颤动时,应立即采用除颤器进行非同步直流电除颤,同时配合胸部按压及人工呼吸等心肺复苏术,并经静脉注射利多卡因及其他复苏药物如肾上腺素等。

(五)房室传导阻滞

房室传导阻滞是指冲动从心房传到心室的过程中,冲动传导的延迟或中断。根据病因不同,其阻滞部位可发生在房室结、房室束及束支系统内,按阻滞程度可分为3类。本病常见于器质性心脏病患者,偶尔一度和二度Ⅰ型房室传导阻滞可见于健康人,与迷走神经张力过高有关。

1.临床意义

(1)一度房室传导阻滞:指传导时间延长(PR间期延长);患者多无自觉症状,听诊时第一心音可略为减弱。

(2)二度房室传导阻滞:指心房冲动部分不能传入心室(心搏脱漏);心搏脱漏仅偶尔出现时,患者多无症状或偶有心悸,如心搏脱漏频繁、心室率缓慢时,可有乏力、头晕甚至短暂晕厥;听诊有心音脱漏,触诊脉搏脱落,若为2∶1传导阻滞,则可听到慢而规则的心室率。

(3)三度房室传导阻滞:指心房冲动全部不能传入心室;患者症状取决于心室率的快慢,如心室率过慢,心排血量减少,导致心脑供血不足,可出现头晕、疲乏、心绞痛、心力衰竭等,如心室搏动停顿超过15秒可引起晕厥、抽搐,即阿-斯综合征发生,严重者可猝死;听诊心律慢而规则,心室率多为35~50次/分,第一心音强弱不等,偶尔闻及心房音及响亮清晰的第一心音(大炮音)。

2.心电图特点

(1)一度房室传导阻滞(图2-15):①PR间期延长,成人>0.20秒(老年人>0.21秒);②每个P波后均有QRS波群。

(2)二度房室传导阻滞:按心电图表现可分为Ⅰ型和Ⅱ型。

二度Ⅰ型房室传导阻滞心电图特征(图2-16):①PR间期在相继的心搏中逐渐延长,直至发生心室脱漏,脱漏后的第一个PR间期缩短,如此周而复始。

②相邻的 RR 间期进行性缩短,直至 P 波后 QRS 波群脱漏。③心室脱漏造成的长 RR 间期小于两个 PP 间期之和。

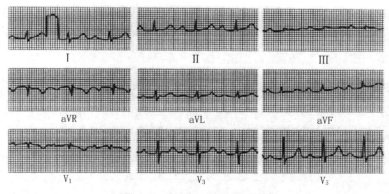

图 2-15 一度房室传导阻滞

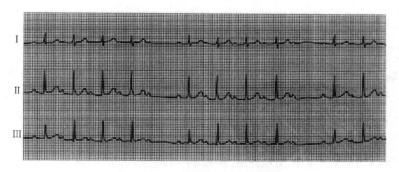

图 2-16 二度Ⅰ型房室传导阻滞

二度Ⅱ型房室传导阻滞心电图特征(图 2-17):①PR 间期固定不变(可正常或延长);②数个 P 波之后有一个 QRS 波群脱漏,形成 2∶1、3∶1、3∶2 等不同比例房室传导阻滞;③QRS波群形态一般正常,也可有异常。

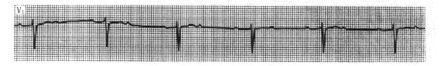

图 2-17 二度Ⅱ型房室传导阻滞

如果二度Ⅱ型房室传导阻滞下传比例≥3∶1 时,称为高度房室传导阻滞。

(3)三度房室传导阻滞(图 2-18):①P 波与 QRS 波群各有自己的规律,互不相关,呈完全性房室分离。②心房率大于心室率。③QRS 波群形态和时限取决于阻滞部位,如阻滞位于希氏束及其附近,心室率在 40~60 次/分,QRS 波群正常。④如阻滞部位在希氏束分叉以下,心室率可在 40 次/分以下,QRS 波群宽大畸形。

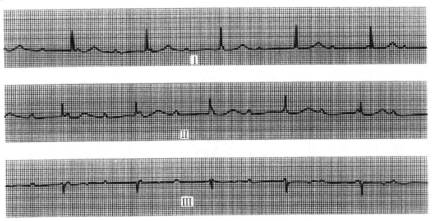

图 2-18　三度房室传导阻滞

3.治疗要点

(1)病因治疗:积极治疗引起房室传导阻滞的各种心脏病,纠正电解质紊乱,停用有关药物,解除迷走神经过高张力等。一度或二度Ⅰ型房室传导阻滞,心室率不太慢(＞50 次/分)且无症状者,仅需病因治疗,心律失常本身无须进行治疗。

(2)药物治疗:二度Ⅱ型或三度房室传导阻滞,心室率慢并影响血流动力学者,应及时提高心室率以改善症状,防止发生阿-斯综合征。常用药物有:①异丙肾上腺素持续静脉滴注,使心室率维持在60～70 次/分,对急性心肌梗死患者要慎用。②阿托品静脉注射,适用于阻滞部位位于房室结的患者。

(3)人工心脏起搏治疗:对心室率低于 40 次/分,症状严重者,特别是曾发生过阿-斯综合征者,应首选安装人工心脏起搏器。

五、常见护理诊断

(一)活动无耐力

活动无耐力与心律失常导致心排血量减少有关。

(二)焦虑

焦虑与心律失常导致心跳不规则、停跳及反复发作、治疗效果不佳有关。

(三)潜在并发症

心力衰竭、猝死。

六、护理措施

(一)一般护理

1.体位与休息

当心律失常发作患者出现胸闷、心悸、头晕等不适时,应采取高枕卧位、半卧位或其他舒适体位,尽量避免左侧卧位。有头晕、晕厥发作或曾有跌倒病史者应卧床休息,加强生活护理。

2.饮食护理

给予患者清淡易消化、低脂和富于营养的饮食,且少量多餐,避免饮用刺激性饮料。对心力衰竭者应限制钠盐摄入,对服用利尿剂者应鼓励多进食富含钾盐的食物,避免出现低钾血症而诱发心律失常。

(二)病情观察

(1)评估心律失常可能引起的临床症状,如心悸、乏力、胸闷、头晕、晕厥等,注意观察和询问这些症状的程度、持续时间及给患者日常生活带来的影响。

(2)定期测量患者的心率和心律,判断有无心动过速、心动过缓、期前收缩、心房颤动等心律失常发生。对于心房颤动患者,两名护士应同时测量患者心率和脉率一分钟,并记录,以观察脉短绌的变化情况。

(3)心电图检查是判断心律失常类型及检测心律失常病情变化的最重要的手段,护士应掌握心电图机的使用方法,在患者心律失常突然发作时及时描记心电图并记录日期和时间。行24小时动态心电图检查的患者,应嘱其保持平素的生活和活动,并记录症状出现的时间及当时所从事的活动,以利于发现病情及查找病因。

(4)对持续心电监测的患者,应注意观察是否出现心律失常,以及心律失常的类型、发作次数、持续时间、治疗效果等情况。当患者出现频发、多源性室性期前收缩、R-on-T现象、阵发性室性心动过速、二度Ⅱ型及三度房室传导阻滞时,应及时通知医师。

(三)用药护理

严格遵医嘱按时按量应用抗心律失常药物,静脉注射抗心律失常药物时速度应缓慢,静脉滴注速度严格按医嘱执行。用药期间严密监测患者的脉率、心律、心率、血压及反应,及时发现因用药而引起的新的心律失常和药物中毒,做好相应的护理。

1.奎尼丁

该药毒性反应较重,可致心力衰竭、窦性停搏、房室传导阻滞、室性心动过速等心脏毒性反应,故在给药前要测量患者的血压、心率、心律,如有血压低于12.0/8.0 kPa(90/60 mmHg),心率慢于60次/分,或心律不规则时需告知医师。

2.普罗帕酮

该药可引起恶心、呕吐、眩晕、视物模糊、房室传导阻滞,诱发和加重心力衰竭等。餐时或餐后服用可减少胃肠道刺激。

3.利多卡因

该药有中枢抑制作用和心血管系统不良反应,剂量过大可引起震颤、抽搐,甚至呼吸抑制和心脏停搏等,应注意给药的剂量和速度。对心力衰竭、肝肾功能不全、酸中毒和老年人应减少剂量。

4.普萘洛尔

该药可引起低血压、心动过缓、心力衰竭等,并可加重哮喘与慢性阻塞性肺疾病。在给药前应测量患者的心率,当心率低于50次/分时应及时停药。糖尿病患者可能引起低血糖、乏力。

5.胺碘酮

该药可导致胃肠道反应、肝功能损害、心动过缓、房室传导阻滞,久服可影响甲状腺功能和引起角膜碘沉着,少数患者可出现肺纤维化,是其最严重的不良反应。

6.维拉帕米

该药可出现低血压、心动过缓、房室传导阻滞等。严重心力衰竭、高度房室传导阻滞及低血压者禁用。

7.腺苷

该药可出现面部潮红、胸闷、呼吸困难,通常持续时间小于1分钟。

(四)特殊护理

当患者发生较严重心律失常时应采取如下护理措施。

(1)嘱患者卧床休息,保持情绪稳定,以减少心肌耗氧量和对交感神经的刺激。

(2)给予患者鼻导管吸氧,改善因心律失常造成血流动力学改变而引起的机体缺氧。立即建立静脉通道,为用药、抢救做好准备。

(3)准备好纠正心律失常的药物、其他抢救药品,以及除颤器、临时起搏器等。对突然发生心室扑动或心室颤动的患者,应立即施行非同步直流电除颤。

（4）遵医嘱给予患者抗心律失常药物，注意药物的给药途径、剂量、给药速度，观察药物的作用效果和不良反应。用药期间严密监测患者的心电图、血压，及时发现因用药而引起的新的心律失常。

（五）健康教育

1.疾病知识指导

向患者及家属讲解心律失常的常见病因、诱因及防治知识，使患者和家属能充分了解该疾病，进而与医护人员配合共同控制疾病。

2.生活指导

快速心律失常患者应改变不良的生活习惯，如吸烟、饮酒、喝咖啡或浓茶等；避开造成精神紧张的环境，保持乐观稳定的情绪，分散注意力，不要过分注意心悸的感受。使患者和亲属明确无器质性心脏病的良性心律失常对人的影响主要是心理因素。帮助患者协调好活动与休息，根据心功能情况合理安排，注意劳逸结合。运动有诱发心律失常的危险，建议患者做较轻微的运动，或者最好在有家人陪同的条件下进行运动。心动过缓者应避免屏气用力的动作，以免兴奋迷走神经而加重心动过缓。

3.用药指导

让患者认识服药的重要性，按医嘱继续服用抗心律失常药物，不可自行减量或撤换药物。教会患者观察药物疗效和不良反应，必要时提供书面材料，叮嘱患者在有异常时及时就医。对室上性阵发性心动过速的患者和家属，教会其采用刺激迷走神经的方法（如刺激咽后壁诱发恶心）和深吸气后屏气再用力呼气的方法来终止或缓解室上速。教会患者家属徒手心肺复苏的方法，以备紧急需要时应用。

4.自我监测指导

教会患者和家属测量脉搏的方法，每天至少一次，每次应在一分钟以上并做好记录。告诉患者和家属出现以下情况时应去医院就诊，并要按时随诊复查。①脉搏过缓，少于 60 次/分，并有头晕、目眩或黑蒙。②脉搏过快，超过100 次/分，休息及放松后仍不减慢。③脉搏节律不齐，出现漏搏、期前收缩超过5 次/分。④原本整齐的脉搏出现脉搏忽强忽弱、忽快忽慢的现象。⑤应用抗心律失常药物后出现不良反应。

第三节 心 肌 炎

心肌炎常是全身性疾病在心肌上的炎症性表现,由于心肌病变范围大小及病变程度的不同,轻者可无临床症状,严重者可导致猝死,诊断及时并经适当治疗者可完全治愈,迁延不愈者可形成慢性心肌炎或导致心肌病。

一、病因病机

(一)病因

细菌如细菌性白喉杆菌、溶血性链球菌、肺炎双球菌、伤寒杆菌等,病毒如柯萨奇病毒、艾柯病毒、肝炎病毒、流行性出血热病毒、流感病毒、腺病毒等,其他如真菌、原虫等均可导致心肌炎。但目前以病毒性心肌炎较常见。

致病条件因素如下。①过度运动:运动可导致病毒在心肌内繁殖复制加剧,加重心肌炎症和坏死。②细菌感染:细菌和病毒混合感染时,可能起协同致病作用。③妊娠:妊娠可以增强病毒在心肌内的繁殖,所谓围生期心肌病可能是病毒感染所致。④其他:营养不良、高热、寒冷、缺氧、过度饮酒等,均可诱发病毒性心肌炎。

(二)发病机制

1.病毒直接作用

实验中将病毒注入血液循环后可导致心肌炎。在急性期起病9天以内的患者或动物的心肌中可分离出病毒,病毒荧光抗体检查结果为阳性,或在电镜检查时可发现病毒颗粒。病毒感染心肌细胞后产生溶细胞物质,使细胞溶解。

2.免疫反应

病毒性心肌炎患者起病9天后心肌内已不能找到病毒,但心肌炎病变仍继续;有些患者病毒感染的其他症状轻微而心肌炎表现颇为严重;还有些患者心肌炎的症状在病毒感染其他症状开始一段时间以后才出现;有些患者的心肌中可能发现抗原抗体复合体。以上都提示免疫机制的存在。

(三)病理改变

病变范围大小不一,可为弥漫性或局限性。随病程发展可为急性或慢性。病变较重者肉眼可见心肌非常松弛,呈灰色或黄色,心腔扩大。病变较轻者在大体检查时无发现,仅在显微镜下有所发现而赖以诊断,而病理学检查必须在多个部位切片,方能使病变免于遗漏。在显微镜下,心肌纤维之间与血管四周的结缔组织中可发现细胞浸润,以单核细胞为主。心肌细胞可有变性、溶解或坏死。病变如在心包下区则可合并心包炎。病变可涉及心肌与间质,也可涉及心脏的起搏与传导系统如窦房结、房室结、房室束和束支,成为心律失常的发病基础。病毒的毒力越强,病变范围越广。在实验性心肌炎中,可见到心肌坏死之后由纤维组织替代。

二、临床表现

临床表现取决于病变的广泛程度与部位。重者可导致猝死,轻者几乎无症状。老幼均可发病,但年轻人较易发病,男性患者多于女性患者。

(一)症状

心肌炎的症状可能出现于原发的症状期或恢复期。如在原发病的症状期出现,其表现可被原发病掩盖。多数患者在发病前有发热、全身酸痛、咽痛、腹泻等症状,反映全身性病毒感染,但也有部分患者原发病症状轻而不显著,须仔细追问才能被注意到,而心肌炎症状则比较显著。心肌炎患者常诉胸闷、心前区隐痛、心悸、乏力、恶心、头晕。临床上诊断的心肌炎患者中,90%左右以心律失常为主诉或首见症状,其中少数患者可由此而发生昏厥或阿-斯综合征。极少数患者起病后发展迅速,出现心力衰竭或心源性休克。

(二)体征

1.心脏扩大

轻者心脏不扩大,一般有暂时性扩大,不久即恢复。心脏扩大显著反映心肌炎广泛而严重。

2.心率改变

心率增速与体温不相称,或心率异常缓慢,均为心肌炎的可疑征象。

3.心音改变

心尖区第一音可降低或分裂。心音可呈胎心样。心包摩擦音的出现反映有心包炎存在。

4.杂音

心尖区可能有收缩期吹风样杂音或舒张期杂音,前者为发热、贫血、心腔扩大所致,后者因左心室扩大造成的相对性左房室瓣狭窄所致。杂音响度都不超过三级。心肌炎好转后即消失。

5.心律失常

心律失常极常见,各种心律失常都可出现,以房性与室性期前收缩最常见,其次为房室传导阻滞,此外,心房颤动、病态窦房结综合征均可出现。心律失常是猝死的原因之一。

6.心力衰竭

重症弥漫性心肌炎患者可出现急性心力衰竭,属于心肌泵血功能衰竭,左右心同时发生衰竭,引起心排血量过低,故除一般心力衰竭表现外,易合并心源性休克。

三、辅助检查

(一)心电图检查

心电图异常患者的阳性率高,且为诊断的重要依据,起病后心电图由正常可突然变为异常,随感染的消退而消失。主要表现有 ST 段下移,T 波低平或倒置。

(二)X 线检查

由于病变范围及病变严重程度不同,放射线检查也有较大差别,1/3～1/2心脏扩大,多为轻中度扩大,明显扩大者多伴有心包积液,心影呈球形或烧瓶状,心搏动减弱,局限性心肌炎或病变较轻者,心界可完全正常。

(三)血液检查

白细胞计数在病毒性心肌炎患者中可正常、偏高或降低,血沉大多正常,也可稍增快,C 反应蛋白大多正常,慢性心肌炎多在正常范围。有条件者可做病毒分离或抗体测定。

四、诊断

病毒性心肌炎的诊断必须建立在有心肌炎的证据和病毒感染的证据基础上。胸闷、心悸常可提示心脏波及,心脏扩大、心律失常或心力衰竭为心脏明显受损的表现,心电图上 ST-T 改变与异位心律或传导障碍反映心肌病变的存在。病毒感染的证据有以下几点:①有发热、腹泻或流感症状,发生后不久出现心脏症状或心电图变化。②血清病毒中和抗体测定阳性结果,由于柯萨奇 B 病毒最为常见,通常检测此组病毒的中和抗体,在起病早期和2～4周各取血标本1次,如 2 次抗体效价呈 4 倍上升或其中 1 次≥1∶640,可作为近期感染该病毒的依据。③咽、肛拭病毒分离,如阳性有辅助意义,有些正常人也可阳性,其意义须与阳性中和抗体测定结果相结合。④用聚合酶链反应法从粪便、血清或心肌组织中检出病毒 RNA。⑤心肌活检:将取得的活组织做病毒检测,病毒学检查对心肌炎的诊断有帮助。

五、治疗

患者应卧床休息,以减轻组织损伤,加速恢复。伴有心律失常者,应卧床休息 2~4 周,然后逐渐增加活动量;严重心肌炎伴有心脏扩大者,应休息 6 个月至 1 年,直到临床症状完全消失,心脏大小恢复正常。应用免疫抑制剂、激素的应用尚有争论,但重症心肌炎伴有房室传导阻滞、心源性休克心功能不全者均可应用激素治疗。常用泼尼松 40~60 mg/d,病情好转后逐渐减量,6 周为 1 个疗程。必要时也可用氢化可的松或地塞米松,静脉给药。心力衰竭者可用强心、利尿、血管扩张剂。心律失常者同一般心律失常的治疗。

六、病情观察

(1)定时测量患者的体温、脉搏,其体温与脉率增速不成正比。

(2)密切观察患者呼吸频率、节律的变化,及早发现是否存在心功能不全。

(3)定时测量患者的血压,观察记录尿量,以及早判断有无心源性休克的发生。

(4)密切观察患者的心率与心律,及早发现有无心律失常,如室性期前收缩、不同程度的房室传导阻滞等,严重者可出现急性心力衰竭、心律失常等。

七、对症护理

(一)心悸、胸闷

保证患者休息,急性期卧床。按医嘱及时使用改善心肌营养与代谢的药物。

(二)心律失常

当急性病毒性心肌炎患者引起四度房室传导阻滞或窦房结病变引起窦房传导阻滞、窦房停搏而致阿-斯综合征者,应就地进行心肺复苏,并积极配合医师进行药物治疗或紧急做临时心脏起搏处理。

(三)心力衰竭

按心力衰竭护理常规。

八、护理措施

(1)遵医嘱给予氧气吸入、药物治疗。注意患者患有心肌炎时心肌细胞对洋地黄的耐受性较差,应用洋地黄时应特别注意其毒性反应。

(2)休息与活动:反复向患者解释急性期卧床休息可减轻心脏负荷,减少心肌耗氧量,有利于心功能的恢复,防止病情恶化或转为慢性病程。患者常需卧床2～3周,待症状、体征和实验室检查恢复后,方可逐渐增加活动量。

(3)心理护理:告诉患者体力恢复需要一段时间,不要急于求成。当活动耐力有所增加时,应及时给予其鼓励。对不愿意活动或害怕活动的患者,应给予心理疏导,督促患者完成范围内的活动量。

(4)病情观察:急性期严密监测患者的体温、心率、心律、血压的变化,发现心率突然变慢、血压偏低、频发期前收缩、房室传导阻滞及时报告。观察患者有无脉速、易疲劳、呼吸困难、烦躁及肺水肿的表现。

(5)活动中监测:病情稳定后,与患者及家属一起制订并实施每天活动计划,严密监测患者活动时的心率、心律、血压变化,若活动后出现胸闷、心悸、呼吸困难、心律失常等症状,应停止活动,以此作为限制最大活动量的指征。

九、健康教育

(1)向患者讲解充分休息的必要性及心肌营养药物的作用。指导患者进食高蛋白、高维生素、易消化饮食,尤其是补充富含维生素 C 的食物如新鲜蔬菜、水果,以促进心肌代谢与修复,戒烟酒。

(2)告诉患者经积极治疗后多数患者可以痊愈,少数患者可留有心律失常后遗症,极少数患者在急性期因严重心律失常、急性心力衰竭和心源性休克而死亡,有部分患者演变成慢性心肌炎。

(3)患者应积极预防感冒,避免受凉及接触传染源,恢复期每天进行一定时间的户外活动,以适应环境,增强体质。

(4)患者应积极治疗和消除细菌感染灶,如慢性扁桃体炎、慢性鼻窦炎、中耳炎等。

(5)患者应遵医嘱按时服药,定期复查。

(6)教会患者及家属测脉搏、节律,发现异常或有胸闷、心悸等不适应及时复诊。

第四节　急性心包炎

急性心包炎为心包脏层和壁层的急性炎症,可由细菌、病毒、自身免疫、物理、化学等因素引起。主要病因为风湿热、结核及细菌性感染。近年来,病毒感染、肿瘤、尿毒症及心肌梗死性心包炎发病率明显增多,分为纤维蛋白性和渗出性两种。

一、病因

(一)感染性心包炎

感染性心包炎以细菌最为常见,尤其是结核分枝杆菌和化脓菌感染,其他病菌有病毒、肺炎支原体、真菌和寄生虫等。

(二)非感染性心包炎

非感染性心包炎以风湿性心包炎最为常见,其他有心肌梗死性、尿毒症性、结缔组织病性、变态反应性、肿瘤性、放射线性和乳糜性心包炎等。临床上以结核性、风湿性、化脓性和急性非特异性心包炎较为多见。

二、临床表现

(一)心前区疼痛

心前区疼痛为纤维蛋白性心包炎的主要症状。可放射到颈部、左肩、左臂及左肩胛骨。疼痛也可呈压榨样,位于胸骨后。

(二)呼吸困难

呼吸困难为心包积液时最突出的症状,患者可有端坐呼吸、身体前倾、呼吸浅速、面色苍白、发绀。

(三)心包摩擦音

心包摩擦音是纤维蛋白性心包炎的特异性征象,以胸骨左缘第 3 肋间、第 4 肋间听诊最为明显。渗出性心包炎心脏叩诊浊音界向两侧增大为绝对浊音区,心尖冲动弱,心音低而遥远,大量心包积液时可出现心包积液征。患者可出现奇脉、颈静脉曲张、肝大、腹水及下肢水肿等。

三、诊断要点

根据心前区疼痛、呼吸困难、全身中毒症状,以及心包摩擦音、心音遥远等临床征象,结合心电图、X 线表现和超声心动图等检查,便可确诊。

四、治疗

结核性心包炎应给予抗结核治疗,总疗程不少于半年至 1 年;化脓性心包炎除使用足量、有效的抗生素外,应早期施行心包切开引流术;风湿性心包炎主要是抗风湿治疗;急性非特异性心包炎目前常采用抗生素及皮质激素合并治疗。心包渗液较多且心脏受压明显者,可行心包穿刺,以解除心脏压塞症状。

五、评估要点

(一)一般情况

观察患者生命体征有无异常,询问有无过敏史、家族史,有无发热、消瘦等,了解患者对疾病的认识。

(二)专科情况

(1)呼吸困难的程度、肺部啰音的变化。

(2)心前区疼痛的性质、部位及其变化,是否可闻及心包摩擦音。

(3)是否有颈静脉曲张、肝大、下肢水肿等心功能不全的表现。

(4)是否有心包积液征:左肩胛骨下出现浊音及左肺受压时引起的支气管呼吸音。心脏叩诊的性质。

(三)实验室及其他检查

1.心电图检查

心电图改变主要由心外膜下心肌受累而引起,多个导联出现弓背向下的 ST 段抬高;心包渗液时可有 QRS 波群低电压。

2.超声心动图检查

超声心动图是简而易行的可靠方法,可见液性暗区。

3.心包穿刺检查

心包穿刺证实心包积液的存在,并进一步确定积液的性质。

六、护理诊断

(一)气体交换受损

气体交换受损与肺淤血、肺或支气管受压有关。

(二)疼痛

心前区疼痛与心包炎有关。

(三)体温过高

体温过高与细菌、病毒等因素导致急性炎症反应有关。

(四)活动无耐力

活动无耐力与心排血量减少有关。

七、护理措施

(1)给予患者氧气吸入,使其充分休息,保持情绪稳定,注意防寒保暖,防止呼吸道感染。

(2)给予患者高热量、高蛋白、高维生素易消化饮食,限制钠盐摄入。

(3)帮助患者采取半卧位或前倾坐位,保持舒适。

(4)记录心包抽液的量、性质,按要求留标本送检。

(5)控制输液滴速,防止加重心脏负荷。

(6)加强巡视,及早发现心脏压塞的症状,如心动过速、血压下降等。

(7)遵医嘱给予抗菌、抗结核、抗肿瘤等药物治疗,密切观察药物不良反应。

(8)应用止痛药物时,观察止痛药物的疗效。

八、应急措施

出现心包压塞征象时,保持患者于平卧位;迅速建立静脉通路,遵医嘱给予升压药;密切观察患者生命体征的变化,准备好抢救物品;配合医师做好紧急心包穿刺。

九、健康教育

(1)嘱患者应注意充分休息,加强营养。注意防寒保暖,防止呼吸道感染。

(2)告诉患者应坚持足够疗程的药物治疗,勿擅自停药。

(3)对缩窄性心包炎的患者应讲明行心包切除术的重要性,解除其顾虑,尽早接受手术治疗。

第五节　急性心肌梗死

急性心肌梗死是在冠状动脉病变的基础上,冠状动脉血供急剧减少或中断,使相应的心肌发生严重而持久的急性缺血,导致的心肌细胞坏死。临床表现为持久的胸骨后剧烈疼痛、发热、白细胞计数和血清心肌坏死标志物增高及心电图进行性改变,可发生心律失常、休克、心力衰竭和猝死,属于急性冠状动脉综合征的严重类型。

一、病因和发病机制

基本病因是冠状动脉粥样硬化,导致一支或多支冠状动脉管腔狭窄和心肌供血不足,而侧支循环尚未充分建立。在此基础上,在各种生理和病理因素的促发下,不稳定的粥样斑块破裂、出血,激活血小板和凝血系统,形成富含血小板的血栓或形成以纤维蛋白和红细胞为主的闭塞性血栓(红色血栓),从而造成冠状动脉血流明显减少或中断,使心肌发生严重而持久性的急性缺血达 30 分钟以上,即可发生心肌梗死。

促使粥样斑块破裂出血及血栓形成的诱因如下。①晨起 6～12 时交感神经活动增加,机体应激反应增强,心肌收缩力、心率、血压增高,冠状动脉张力增高。②在饱餐特别是进食大量脂肪后,血脂增高、血液黏度增高。③重体力活动、情绪激动、血压剧增或用力大便时,使左心室负荷明显加重。④休克、脱水、出血、严重心律失常或外科手术,导致心排血量骤降,冠状动脉灌注锐减。

急性心肌梗死可发生在频发心绞痛的患者,也可发生在从无症状者。急性心肌梗死后发生的严重心律失常、休克或心力衰竭,均可使冠状动脉灌流量进一步减少,导致心肌坏死范围扩大。

二、病理变化

(一)冠状动脉病变

绝大多数急性心肌梗死患者的冠状动脉内可在粥样斑块的基础上有血栓形成,使管腔闭塞,而由冠状动脉痉挛引起管腔闭塞者,个别可无严重粥样硬化病变。

(1)左冠状动脉前降支闭塞,引起左心室前壁、心尖部、下侧壁、前间壁和二尖瓣前乳头肌梗死。

(2)右冠状动脉闭塞,引起左心室膈面(右冠状动脉占优势时)、后间壁和右心室梗死,并可累及窦房结和房室结。

(3)左冠状动脉回旋支闭塞,引起左心室高侧壁、膈面(左冠状动脉占优势时)和左心房梗死,可累及房室结。

(4)左冠状动脉主干闭塞,引起左心室广泛梗死。

(二)心肌病变

1.坏死心肌

冠状动脉闭塞后 20～30 分钟,局部心肌即有少数坏死。1～2 小时绝大部分心肌呈凝固性坏死,心肌间质充血、水肿,伴有多量炎症细胞浸润。以后,坏死的心肌纤维逐渐溶解,形成肌溶灶,随后逐渐有肉芽组织形成。大面积心肌梗死累及心室壁全层或大部分者常见,心电图上相继出现 ST 段抬高、T 波倒置和

Q波,称为Q波性心肌梗死(透壁性心肌梗死)。可累及心包而导致心包炎症,累及心内膜而导致心腔内附壁血栓。当冠状动脉闭塞不完全或自行再通形成小面积心肌梗死呈灶性分布,急性期心电图上仍有ST段抬高,但不出现Q波的称为非Q波性心肌梗死,较少见。缺血坏死仅累及心肌壁的内层,不到心肌壁厚度的一半,伴有ST段压低或T波变化,心肌坏死标志物增高者过去称为心内膜下心肌梗死,现已归类为非ST段抬高心肌梗死。在心腔内压力作用下,坏死心肌向外膨出,可产生心脏破裂,心室游离壁破裂则形成心脏压塞或逐渐形成室壁瘤;室间壁破裂则形成室间隔穿孔;乳头肌断裂则造成二尖瓣反流。坏死组织1周后开始被吸收,并逐渐纤维化,6~8周形成瘢痕而愈合,称为陈旧性心肌梗死。

2.顿抑心肌

顿抑心肌指梗死心肌周围急性严重缺血或冠状动脉再灌注后尚未发生坏死的心肌,虽已恢复血供,但引起的心肌结构、代谢和功能的改变,需要数小时、数天乃至数周才能恢复。某些心肌梗死患者,恢复期出现左心室功能进行性改善,可能与梗死周围濒死的顿抑心肌功能逐渐恢复有关。

3.冬眠心肌

冬眠心肌指慢性持久的缺血心肌,其代谢需氧量也随之减少而保持低水平,维持脆弱的心肌代谢平衡,即维持在功能的最低状态。一般认为,这是心肌的一种保护性机制,一旦供血改善则心肌功能可完全恢复。

三、病理生理

(一)心功能改变

急性心肌梗死尤其是透壁性心肌梗死发生后,常伴有不同程度的左心功能舒张和收缩功能障碍与血流动力学的改变,主要包括心脏收缩力减弱,室壁顺应性降低,心肌收缩不协调,导致泵衰竭。前向衰竭者,导致每搏量和心排血量下降,出现低血压或休克;后向衰竭者,左心室射血分数降低,左心室舒张末压增高,左心室舒张期和收缩末期容量增加,导致肺淤血、肺水肿。

(二)心律失常

急性心肌缺血可导致细胞膜电学不稳定,引起严重心律失常,甚至发生心室颤动而猝死。

(三)右心室梗死

右心室梗死在心肌梗死患者中少见,其主要病理生理改变是急性右心衰竭的血流动力学变化,右心房压力增高,高于左心室舒张末压,心排血量降低,血压下降。

四、临床表现

临床表现与心肌梗死面积的大小、部位、侧支循环情况有关。

(一)前驱症状

$50\%\sim81.2\%$ 的患者在发病前数天有乏力、胸部不适、心悸、烦躁、心绞痛等前驱症状,其中,以不稳定型心绞痛最为突出。心绞痛发作较以往频繁、性质加剧、持续时间长、硝酸甘油疗效差。疼痛时伴有恶心、呕吐、大汗和心动过缓,或伴有心功能不全、严重心律失常、血压大幅度波动等,同时心电图有 ST 段明显抬高或降低、T 波倒置或增高等。

(二)症状

1.疼痛

疼痛是最早出现的症状,多发生于清晨,疼痛部位和性质与心绞痛相同,但多无明显诱因,且常发生于安静时,程度较重,持续时间较长,可达数小时或数天,休息和含用硝酸甘油均不能缓解。患者常烦躁不安、出汗、恐惧或有濒死感。少数患者无疼痛,尤其是老年人和糖尿病患者,一开始即表现为休克或急性心力衰竭。部分患者疼痛不典型,表现为上腹痛、颈部痛、背部上方痛、肢体痛等。

2.全身症状

全身症状有发热、心动过速、白细胞计数增高和红细胞沉降率增快等,由坏死物质吸收引起。一般在发病后24～48小时出现,程度与梗死范围成正相关,体温一般在 38 ℃左右,持续 1 周。

3.胃肠道症状

胃肠道症状多见于下壁心肌梗死,尤其在发病早期及疼痛剧烈时,表现为频繁恶心、呕吐和上腹部胀痛,与迷走神经张力增高或组织灌注不足有关。

4.心律失常

心律失常见于 $75\%\sim90\%$ 的患者,多发生在起病 1～2 天,而以 24 小时内最多见。各种心律失常中以室性心律失常最多,尤其是室性期前收缩,它可以频发(每分钟 5 次以上)、成对出现,或呈短阵、多源性室性心动过速或 R-on-T 型,常为心室颤动先兆。心室颤动发生于急性心肌梗死早期,是患者入院前主要的死因。下壁心肌梗死多见房室传导阻滞,前壁心肌梗死易发生室性心律失常及室内束支传导阻滞。如发生房室传导阻滞,则表示病变范围广泛,病情严重。

5.低血压和休克

患者疼痛剧烈时血压下降和血容量不足未必均是休克,纠正以上情况后收缩压仍然低于10.7 kPa(80 mmHg),有烦躁不安、面色苍白、皮肤湿冷、脉搏细速、大汗淋漓、尿量减少(<20 mL/h)、神志反应迟钝甚至晕厥者,则为休克表现。休克多在病后数小时至1周内发生,主要为心源性(心肌梗死面积>40%),其次有血容量不足或神经反射引起的周围血管扩张等因素参与。

6.心力衰竭

本病主要是急性左心衰竭,可在起病最初几天内发生,或在疼痛、休克好转阶段出现,为梗死后心脏收缩力显著减弱或不协调所致,发病率为32%～48%。出现呼吸困难、咳嗽、发绀、烦躁等症状,严重者可发生肺水肿,后期也可出现右心衰竭。右心室梗死可在病初即出现右心衰竭表现,并伴有血压下降。

急性心肌梗死引起的心力衰竭称为泵衰竭,按Killip分级法分为:①Ⅰ级,尚无明显心力衰竭;②Ⅱ级,有左心衰竭,肺部啰音<50%肺野;③Ⅲ级,有急性肺水肿,全肺大、小、干、湿啰音;④Ⅳ级,有心源性休克,伴有或不伴有急性肺水肿。

(三)体征

1.心脏体征

心脏浊音界可正常也可轻度至中度增大;心率多增快,少数也可减慢;心尖部第一心音减弱;可出现第四心音(心房性)奔马律,心功能不全时常出现第三心音(心室性)奔马律;10%～20%的患者在病后第2～3天出现心包摩擦音,为纤维素性心包炎所致;心尖部可出现粗糙的收缩期杂音或伴有收缩中晚期喀喇音,为二尖瓣乳头肌功能失调或断裂所致。可有各种心律失常。

2.血压

除极早期有血压增高外,几乎所有患者的血压均有所降低。

3.其他

可有与心律失常、心力衰竭及休克相应的体征。

五、实验室及其他检查

(一)心电图检查

1.特征性改变

ST段抬高心肌梗死者心电图特点为:①ST段抬高呈弓背向上型,在面向坏死区周围心肌损伤区的导联出现。②深而宽的Q波,在面向心肌坏死区的导联出现。③T 波倒置,在面向损伤区周围心肌缺血区的导联出现。

在背向梗死区的导联则出现相反的改变,即 R 波增高、ST 段压低和 T 波直立并增高。

非 ST 段抬高心肌梗死者心电图有 2 种类型:①无病理性 Q 波,有普遍性 ST 段压低$\geqslant$0.1 mV,但 aVR 导联(有时还有 V_1 导联)ST 段抬高,或有对称性 T 波倒置,为心内膜下心肌梗死所致。②无病理性 Q 波,也无 ST 段变化,仅有 T 波倒置改变。

2.动态改变

ST 段抬高心肌梗死改变如下。

(1)超急性期改变:起病数小时内,可尚无异常或出现异常高大、两肢不对称的 T 波。

(2)急性期改变:起病数小时后,ST 段明显抬高,弓背向上,与直立的 T 波相连,形成单相曲线。数小时至 2 天出现病理性 Q 波,同时 R 波降低。Q 波在 3~4 天稳定不变。

(3)亚急性期改变:在早期不进行治疗干预,ST 段抬高持续数天至 2 周左右,逐渐回到基线水平,T 波则变为平坦、倒置。

(4)慢性期改变:数周至数月后,T 波呈 V 形倒置,两肢对称,波谷尖锐。T 波倒置可永久存在,也可在数月或数年内逐渐恢复。

非 ST 段抬高心肌梗死:先是 ST 段普遍压低(除 aVR 导联,有时 V_1 导联外),继而 T 波倒置加深呈对称性,ST-T 改变持续数天或数周后恢复;仅有 T 波改变的非 ST 段抬高心肌梗死患者,T 波改变在1~6个月恢复。

3.定位诊断

可根据特征性的改变来判定(表 2-1)。

表 2-1 ST 段抬高心肌梗死的心电图定位诊断

导联	前间壁	局限前壁	前侧壁	广泛前壁	下壁	下间壁	下侧壁	高侧壁	正后壁
V_1	+			+		+			
V_2	+			+		+			
V_3	+	+		+		+			
V_4		+		+					
V_5		+	+	+				+	
V_6			+					+	
V_7			+					+	

导联	前间壁	局限前壁	前侧壁	广泛前壁	下壁	下间壁	下侧壁	高侧壁	正后壁
V₈									+
aVR									+
aVL		±	±	±	−	−	−	+	
aVF					+	+	+	−	
Ⅰ		±	±	±	−	−	−	+	
Ⅱ					+	+	+	−	
Ⅲ					+	+	+	−	

注：为"＋"正面改变，表示典型 ST 段抬高、Q 波及 T 波变化；"－"为反面改变，表示 QRS 主波向上，ST 段压低及与"＋"部位的 T 波方向相反的 T 波；"±"为可能有正面改变

（二）超声心动图检查

二维和 M 型超声心动图检查也有助于了解室壁运动、室壁瘤和左心室功能，尤其对心肌梗死的并发症如乳头肌断裂、室间隔穿孔、心室游离壁破裂、室壁瘤等诊断的敏感性与特异性都很高。

（三）实验室检查

1.白细胞计数

白细胞计数升高至（10～20）×10⁹/L，中性粒细胞计数增多，红细胞沉降率增快，C 反应蛋白增高，均可持续 1～3 周。

2.血清心肌坏死标志物测定

（1）肌红蛋白（Mb）起病后 2 小时内升高，12 小时内达高峰，24～48 小时恢复正常。

（2）肌钙蛋白 I（cTnI）或肌钙蛋白 T（cTnT）起病 3～4 小时后升高，肌钙蛋白 I 于 11～24 小时达高峰，7～10 天降至正常；肌钙蛋白 T 于 24～48 小时达高峰，10～14 天降至正常。这些心肌结构蛋白含量的增高是诊断心肌梗死的敏感指标。

（3）肌酸激酶同工酶升高，起病后 4 小时内增高，16～24 小时达高峰，3～4 天恢复正常，其增高的程度能较准确地反映梗死的范围。其高峰出现时间是否提前有助于判断溶栓治疗是否成功。

肌红蛋白在急性心肌梗死后出现最早，也十分敏感，但特异性不强。肌钙蛋白 I 和肌钙蛋白 T 出现稍迟，但特异性很高，在症状出现后 6 小时内测定为阴性

则应 6 小时后再次复查,其缺点是持续时间长达 10～14 天,对在此期间出现胸痛,判断是否有新的梗死不利。肌酸激酶同工酶虽不如肌钙蛋白 I、肌钙蛋白 T 敏感,但对早期(<4 小时)急性心肌梗死诊断有较高价值。

六、诊断与鉴别诊断

根据典型的临床表现、心电图特征性的改变和动态演变及血清心肌坏死标志物测定,诊断本病并不困难。老年患者突然发生严重心律失常、休克、心力衰竭而原因未明,或突然发生较重而持久的胸闷或胸痛者,都应考虑患本病的可能。宜先按急性心肌梗死来处理,短期内进行心电图、血清心肌坏死标志物测定等动态观察以确定诊断。对非 ST 段抬高心肌梗死,肌钙蛋白测定的诊断价值更大。鉴别诊断要考虑以下一些疾病。

(一)心绞痛

胸痛性质及部位与心肌梗死相似,但程度较轻,持续时间较短,休息或含化硝酸甘油可迅速缓解,发作常有明显诱因,无发热、呼吸困难、休克、心力衰竭等表现,心电图改变为一过性,无ST-T演变,也无血清心肌坏死标志物变化。

(二)主动脉夹层动脉瘤

本病以剧烈的胸痛起病,类似急性心肌梗死。但疼痛一开始即达高峰,常放射至背、肋、腹、腰和下肢,两上肢血压、脉搏可有明显差别,少数有主动脉瓣关闭不全,可有下肢暂时性瘫痪或偏瘫,但无血清心肌坏死标志物升高。X 线检查示主动脉影明显增宽,计算机断层扫描或磁共振主动脉断层显像及超声心动图探测到主动脉夹层内的血液,可确立诊断。

(三)急性心包炎

急性心包炎尤其是急性非特异性心包炎可有较剧烈而持久的心前区疼痛。但心包炎的疼痛与发热同时出现,呼吸与咳嗽时加剧,早期即有心包摩擦音,疼痛和心包摩擦音在心包腔内出现渗液时均消失;全身症状一般不如心肌梗死严重;心电图除 aVR 导联外,其余导联均有 ST 段呈弓背向下的抬高,伴 T 波低平或倒置、QRS 波群低电压,但无异常 Q 波。

(四)急性肺动脉栓塞

本病可发生胸痛,常伴有咯血、呼吸困难和休克,并伴有右心室负荷急剧加重的表现,如肺动脉第二音亢进、颈静脉充盈、肝大及特异性心电图改变等可资鉴别。

（五）急腹症

急性胰腺炎、消化性溃疡穿孔、急性胆囊炎、胆石症等，均有上腹部疼痛。仔细询问病史和进行体格检查，行血清心肌坏死标志物测定及心电图检查可协助鉴别。

七、并发症

（一）乳头肌功能失调或断裂

本病发生率可高达40%～50%。乳头肌因缺血、坏死而导致功能障碍，从而导致二尖瓣关闭不全，心尖部出现收缩中晚期喀喇音和吹风样收缩期杂音，可引起心力衰竭。轻者可以恢复，杂音也可消失；重者多发生在乳头肌断裂患者，常因下壁心肌梗死累及后乳头肌所致，心力衰竭严重，预后不佳。

（二）心脏破裂

本病较少见，常在起病后1周内出现，多为心室游离壁破裂，可造成心包积血、心脏压塞而猝死。也有心室间隔破裂而发生穿孔，在胸骨左缘第3～4肋间出现Ⅱ级以上收缩期杂音，并伴有震颤，可引起心力衰竭和休克，可在起病数天至2周内死亡。

（三）栓塞

栓塞发生率为1%～6%，见于起病后1～2周，为左心室附壁血栓脱落所致，可引起脑、肾或四肢等动脉栓塞。下肢静脉血栓部分脱落则产生肺栓塞。

（四）心室膨胀瘤

本病主要见于左心室，发生率为5%～20%。体格检查可有左侧心界扩大，心脏冲动范围较广，可有收缩期杂音，心音较低钝。心电图ST段持续抬高。超声心动图、放射性核素检查及心血管造影均可确诊。

（五）梗死后综合征

本病发生率为10%。于心肌梗死后数周或数月出现，可反复发生，表现为心包炎、胸膜炎或肺炎，有发热、胸痛等症状，可能为机体对坏死物质的变态反应。

八、急诊处理

治疗原则：改善心肌供血，挽救濒死心肌，防止心肌梗死面积扩大，缩小心肌缺血范围，维护心脏功能，及时处理严重心律失常、泵衰竭和各种并发症，防止猝死。

(一)院前急救

流行病学调查发现,50%的患者发病后 1 小时内在院外猝死,死因主要是可救治的心律失常。因此,院前急救的基本任务是将急性心肌梗死患者安全、迅速地转送到医院,以便尽早开始再灌注治疗;重点是缩短患者就诊延误的时间和院前检查、处理、转运所用时间。

1.诊断评估

(1)测量生命体征。

(2)通过对疼痛部位、性质、持续时间、缓解方式、伴随症状的询问确定缺血性胸痛,查明心、肺、腹、血管等有无异常体征。

(3)描记 18 导联心电图。

(4)根据缺血性胸痛病史和心电图特点迅速进行简明的鉴别诊断、做出初步诊断。一旦确诊或可疑急性心肌梗死时应及时转送并给予紧急处理。

2.紧急处理及转运

(1)吸氧,嘱患者停止任何主动性活动和运动。

(2)迅速建立至少两条静脉通路。静脉滴注硝酸甘油或立即含服硝酸甘油 1 片,每 5 分钟可重复使用。

(3)镇静止痛:吗啡 5～10 mg 皮下注射或哌替啶 50～100 mg 肌内注射。

(4)口服水溶性阿司匹林或嚼服肠溶阿司匹林 300 mg。

(5)持续监测心电、血压和血氧饱和度。除颤仪应随时处于备用状态。

(6)有频发、多源室性期前收缩或室性心动过速者,静脉注射利多卡因 50～100 mg,5～10 分钟后可重复 1 次,必要时 10 分钟后可再重复 1 次,然后按 1～3 mg/min静脉滴注。有心动过缓者,如心率<50 次/分,可静脉注射阿托品 1 mg,必要时每 3～5 分钟可重复使用,总量应<2.5 mg。

(7)对心搏骤停者,立即就地进行心肺复苏,待心律、血压、呼吸稳定后再转送入院。

(8)对有低血压、心动过速、休克或肺水肿体征者,可直接送至有条件进行冠状动脉血管重建术的医院。

(9)有条件可在救护车内进行静脉溶栓治疗。

(10)对于转诊途中可能发生的意外情况应向家属交代清楚,并由家属签署转诊同意书。

(二)ST 段抬高或伴左束支传导阻滞的急性心肌梗死院内急诊处理

急诊医师应力争在 10 分钟内完成病史采集、临床检查、18 导联心电图描记,尽快明确诊断,对病情做出基本评价并确定即刻处理方案;送检血常规、血型、凝血系列、血清心肌坏死标志物、血糖、电解质等;建立静脉通路,保持给药途径畅通。对有适应证的患者在就诊后 90 分钟内进行急诊经皮冠状动脉介入术(percutaneous coronary intervention,PCI)治疗或 30 分钟内在急诊科或冠心病监护病房开始静脉溶栓治疗。

1.监护和一般治疗

急性心肌梗死患者来院后应立即开始一般治疗,并与诊断同时进行,重点是监测和防治急性心肌梗死的不良事件或并发症。

(1)监测:持续心电、血压和血氧饱和度监测,及时发现和处理心律失常、血流动力学异常和低氧血症。必要时还可监测肺毛细血管楔压和静脉压。

(2)卧床休息:可降低心肌耗氧量,减少心肌损害。血流动力学稳定且无并发症的患者一般卧床休息 1~3 天,病情不稳定及高危患者卧床时间应适当延长。

(3)镇痛:剧烈胸痛使患者交感神经过度兴奋,产生心动过速、血压升高和心肌收缩功能增强,从而增加心肌耗氧量,并易诱发快速室性心律失常,应迅速给予有效镇痛。可给吗啡 5~10 mg 皮下注射或哌替啶 50~100 mg 肌内注射,必要时 1 小时后再注射 1 次,以后每 4~6 小时可重复。不良反应有恶心、呕吐、低血压和呼吸抑制。一旦出现呼吸抑制,可每隔 3 分钟静脉注射纳洛酮 0.4 mg(最多 3 次)以拮抗之。

(4)吸氧:持续鼻导管或面罩吸氧,有严重左心衰竭、肺水肿和有机械并发症的患者,应加压给氧或气管插管行机械通气。

(5)硝酸甘油:以 10 μg/min 开始静脉滴注,每 5~10 分钟增加 5~10 μg,直至症状缓解,血压正常者动脉收缩压降低 1.3 kPa(10 mmHg)或高血压患者动脉收缩压降低 4.0 kPa(30 mmHg)为有效剂量,最高剂量以不超过 100 μg/min 为宜。在静脉滴注过程中如心率明显加快或收缩压≤12.0 kPa(90 mmHg),应减慢滴速或暂停使用。该药的禁忌证为急性心肌梗死合并低血压[收缩压≤12.0 kPa(90 mmHg)]或心动过速(心率>100 次/分),下壁心肌梗死伴右心室梗死时即使无低血压也应慎用。对急性心肌梗死患者早期通常给予硝酸甘油静脉滴注 24~48 小时,也可静脉滴注二硝基异山梨酯。静脉用药后可使用二硝基异山梨酯或 5-单硝山梨醇酯口服。

(6)抗血小板治疗:①阿司匹林,所有急性心肌梗死患者只要无禁忌证均应口服水溶性阿司匹林或嚼服肠溶阿司匹林 300 mg,1 次/天,3 天后改为 75~150 mg,1 次/天,长期服用。②二磷酸腺苷受体拮抗药:常用的有氯吡格雷和噻氯匹定,由于噻氯匹定导致粒细胞减少症和血小板减少症的发生率高于氯吡格雷,故应在患者不能应用氯吡格雷时再选用噻氯匹定替代。对于阿司匹林过敏或不能耐受的患者,可使用氯吡格雷替代,或与阿司匹林联合用于置入支架的冠心病患者。初始剂量为 300 mg 口服,维持量为每天75 mg。循证医学显示对 ST 段抬高急性心肌梗死患者,阿司匹林与氯吡格雷联用的效果优于单用阿司匹林。

2.再灌注治疗

再灌注治疗可使闭塞的冠状动脉再通,心肌得到再灌注,挽救濒死的心肌,缩小梗死范围,改善心功能,降低死亡率,是一种积极的治疗措施。

(1)PCI 治疗:PCI 治疗与溶栓治疗相比,梗死相关血管的再通率高,再闭塞率低,缺血复发少,且出血(尤其脑出血)的危险性低,目前已被公认为首选的安全有效的恢复心肌再灌注的治疗手段。包括直接 PCI、转运 PCI 和补救性 PCI。

直接 PCI:是指对所有发病 12 小时以内的 ST 段抬高急性心肌梗死患者采用介入手段直接开通梗死相关动脉的方法。对于 ST 段抬高急性心肌梗死患者来说,直接 PCI 是最有效降低死亡率的治疗方法。

直接 PCI 适应证:①所有 ST 段抬高心肌梗死患者,发病 12 小时以内,就诊一球囊扩张时间在90 分钟以内。②适合再灌注治疗而有溶栓治疗禁忌证者。③发病时间>3 小时的患者更趋首选 PCI。④心源性休克患者,年龄<75 岁,心肌梗死发病<36 小时,休克<18 小时。⑤对年龄>75 岁的心源性休克患者,如心肌梗死发病<36 小时,休克<18 小时,权衡利弊后可考虑 PCI。⑥发病 12～24 小时,仍有缺血证据,或有心功能障碍或血流动力学不稳定或严重心律失常者。

应注意:①对发病 12 小时以上无症状,血流动力学和心电稳定的患者不推荐直接 PCI。②要由有经验者施术,以免延误时机。③有心源性休克者宜先行主动脉内球囊反搏术,待血压稳定后再施行 PCI。

转运 PCI:转运 PCI 是直接 PCI 的一种,主要适用于患者所处医院无行直接 PCI 的条件,而患者有溶栓治疗的禁忌证,或虽无溶栓治疗的禁忌证但发病已>3 小时,<12 小时,尤其为较大范围心肌梗死和/或血流动力学不稳定的患者。

补救性 PCI:是指溶栓失败后梗死相关动脉仍处于闭塞状态,而针对梗死相关动脉所行的 PCI。溶栓剂输入后 45～60 分钟的患者,胸痛无缓解和心电图 ST 段无回落时临床提示溶栓失败。

补救性 PCI 适应证:①溶栓治疗 45～60 分钟仍有持续心肌缺血症状或表现者。②合并心源性休克年龄<75 岁,心肌梗死发病<36 小时,休克<18 小时

者。③心肌梗死发病<12小时,合并心力衰竭或肺水肿者。④年龄>75岁的心源性休克患者,如心肌梗死发病<36小时,休克<18小时,权衡利弊后可考虑补救性PCI。⑤血流动力学或心电不稳定的患者。

溶栓治疗再通者的PCI:溶栓治疗成功的患者,如无缺血复发表现,可在7天后行冠状动脉造影,如残留的狭窄病变适宜PCI可行PCI治疗。

(2)溶栓治疗。

适应证:①两个或两个以上相邻导联ST段抬高,在肢体导联≥0.1 mV、胸导≥0.2 mV,或新出现的或可能新出现的左束支传导阻滞,发病时间<12小时,年龄<75岁。②ST段显著抬高的心肌梗死患者,年龄>75岁,经慎重权衡利弊后仍可考虑溶栓治疗。③ST段抬高,发病时间为12~24小时,有进行性胸痛和ST段广泛抬高的患者,仍可考虑溶栓治疗。④高危心肌梗死,就诊时收缩压≥24.0 kPa(180 mmHg)和/或舒张压≥14.7 kPa(110 mmHg),经认真权衡溶栓治疗的益处与出血性卒中的危险性后,应首先镇痛、降低血压(如应用硝酸甘油静脉滴注、β受体阻滞剂等),将血压降至≤20.0/12.0 kPa(150/90 mmHg)时再考虑溶栓治疗(若有条件应考虑直接PCI)。

下列情况首选溶栓治疗:①不具备24小时急诊PCI治疗条件或不具备迅速转运条件或不能在90分钟内转运PCI,符合溶栓的适应证及无禁忌证者。②具备24小时急诊PCI治疗条件,患者就诊早(发病≤3小时而且不能及时进行心导管治疗)。③具备24小时急诊PCI治疗条件,但是就诊—球囊扩张与就诊—溶栓时间相差超过60分钟、就诊—球囊扩张时间超过90分钟。④对于再梗死的患者应该及时进行血管造影并根据情况进行血运重建治疗,包括PCI或冠状动脉旁路移植术。如不能立即(症状发作后60分钟内)进行血管造影和PCI,则给予溶栓治疗。

禁忌证:①有出血性脑卒中或1年内有缺血性脑卒中(包括短暂性脑缺血发作)。②颅内肿瘤。③近期(2~4周)内有活动性出血(消化性溃疡、咯血、痔、月经来潮、出血倾向)。④严重高血压,血压>24.0/14.7 kPa(180/110 mmHg),或不能排除主动脉夹层动脉瘤。⑤目前正在使用治疗剂量的抗凝药。⑥近期(<2周)曾穿刺过不宜压迫止血的深部动脉。⑦近期(2~4周)有创伤史,包括头部外伤、创伤性心肺复苏或较长时间(>10分钟)的心肺复苏。⑧近期(<3周)外科大手术。

溶栓药物的应用:以纤溶酶原激活药激活纤溶酶原,使其转变为纤溶酶而溶解冠状动脉内的血栓。

溶栓药物主要有以下几种。①尿激酶:1 500 000 U(22 000 U/kg)溶于100 mL 0.9%氯化钠液中,30分钟内静脉滴注。溶栓结束12小时皮下注射肝素7 500 U或低分子肝素,2次/天,共3～5天。②链激酶或重组链激酶:1 500 000 U溶于100 mL 0.9%氯化钠液中,60分钟内静脉滴注。溶栓结束12小时皮下注射肝素7 500 U或低分子肝素,2次/天,共3～5天。③阿替普酶:首先静脉注射15 mg,继而30分钟内静脉滴注50 mg,其后60分钟内再静脉滴注35 mg。④瑞替普酶:10 MU溶于5～10 mL注射用水中静脉注射,时间>2分钟,30分钟后重复上述剂量。⑤替奈普酶:一般为30～50 mg溶于10 mL生理盐水中静脉注射。根据体重调整剂量:如体重>60 kg,剂量为30 mg;体重每增加10 kg,剂量增加5 mg,直至体重>90 kg,最大剂量为50 mg。

用阿替普酶、瑞替普酶、替奈普酶前先用肝素60 U/kg(最大量4 000 U)静脉注射,用药后以每小时12 U/kg(最大量1 000 U/h)的速度持续静脉滴注肝素48小时,将凝血酶时间调整至50～70秒;以后改为7 500 U,2次/天,皮下注射,连用3～5天(也可用低分子肝素)。

溶栓再通临床指征:①心电图抬高的ST段在2小时内回降>50%。②胸痛在2小时内基本消失。③2小时内出现再灌注性心律失常。④血清肌酸磷酸激酶同工酶峰值提前出现(14小时内),肌钙蛋白峰值提前到12小时内。

3.消除心律失常

首先应加强针对急性心肌梗死、心肌缺血的治疗。溶栓、急诊PCI、β受体阻滞剂、纠正电解质紊乱均可预防或减少心律失常发生。

(1)急性心肌梗死并发室上性快速心律失常的治疗。①房性期前收缩:与交感神经兴奋或心功能不全有关,本身无须特殊治疗。②心房颤动:常见且与预后有关。血流动力学不稳定的患者应迅速行同步电复律治疗。血流动力学稳定的患者,以减慢心室率为目标。常选用美托洛尔、维拉帕米、地尔硫草、洋地黄制剂或胺碘酮治疗。

(2)急性心肌梗死并发室性快速心律失常的治疗。①心室颤动、持续多形性室性心动过速:立即行非同步电复律治疗。②持续单形性室性心动过速:伴心绞痛、肺水肿、低血压,应给予同步电复律治疗;不伴上述情况,可首先给予药物治疗,如胺碘酮150 mg于10分钟内静脉注射,必要时可重复,然后1 mg/min静脉滴注6小时,再以0.5 mg/min维持静脉滴注;也可应用利多卡因。③频发室性期前收缩、成对室性期前收缩、非持续性室性心动过速:可严密观察或给予利多卡因治疗(使用不超24小时)。④偶发室性期前收缩、加速性室性自主心律:严密观察,不给予特殊处理。

（3）缓慢心律失常的治疗。①无症状窦性心动过缓:可暂做观察,不给予特殊处理。②症状性窦性心动过缓、二度Ⅰ型房室传导阻滞、三度房室传导阻滞伴窄 QRS 波群逸搏心律:患者常有低血压、头晕、心功能障碍、心动过缓<50/min 等,可先静脉注射阿托品 0.5 mg,3~5 分钟重复 1 次,至心率达 60/min 左右。最大可用至 2 mg。③二度Ⅱ型房室传导阻滞,三度房室传导阻滞伴宽 QRS 波群逸搏心律、心室停搏,症状性窦性心动过缓、二度Ⅰ型房室传导阻滞、三度房室传导阻滞伴窄 QRS 波群逸搏心律:经阿托品治疗无效及伴双侧束支传导阻滞的患者需行临时起搏治疗。

4.其他治疗

（1）β受体阻滞剂:通过减慢心率,降低体循环血压和减弱心肌收缩力使心肌耗氧量减少,对改善缺血区的氧供需失衡,缩小心肌梗死面积,降低急性期病死率有肯定的疗效。在无禁忌证的情况下应及早常规使用。用药过程中需严密观察,使用剂量必须个体化。常用美托洛尔 25~50 mg,口服,2~3 次/天;或阿替洛尔 6.25~25 mg,口服,2 次/天。前壁急性心肌梗死伴剧烈胸痛或高血压者,可静脉注射美托洛尔5 mg,间隔 5 分钟后可再给予 1~2 次,继之口服维持。

（2）血管紧张素转换酶抑制剂（ACEI）:近年研究认为,心肌梗死时应用血管紧张素转换酶抑制剂有助于改善恢复期心肌的重构,降低心力衰竭的发生率,从而降低死亡率。前壁心肌梗死伴有心功能不全的患者获益最大。在无禁忌证的情况下,溶栓治疗后血压稳定时即可开始使用,但剂量和时限应视患者情况而定。通常应从小剂量开始,逐渐增加剂量。如卡托普利 6.25 mg,口服,作为试验剂量,一天之内可加至 12.5 mg 或 25 mg,次日加至 12.5~25 mg,2~3 次/天。有心力衰竭的患者宜长期服用。

（3）羟甲基戊二酸单酰辅酶 A 还原酶抑制剂:近年的研究表明,本类调脂药可以稳定斑块,改善内皮细胞的功能,建议早期使用,如辛伐他汀 20~40 mg/d,普伐他汀 10~40 mg/d,氟伐他汀 20~40 mg/d,阿托伐他汀 10~80 mg/d。

（4）葡萄糖-胰岛素-氯化钾溶液:研究结果提示,在急性心肌梗死的早期使用本溶液静脉滴注及进行代谢调整是可行的。目前不主张常规补镁治疗。

5.右心室心肌梗死的院内急诊处理

治疗措施与左心室梗死略有不同。右心室心肌梗死引起右心衰竭伴低血压,而无左心衰竭的表现时,宜扩张血容量。在血流动力学监测下静脉滴注输液,直到低血压得到纠正或肺毛细血管压达2.0~2.4 kPa（15~18 mmHg）。如输液 1～2 L 低血压未能纠正可用正性肌力药,以多巴酚丁胺为优。不宜用利尿剂。伴有房室传导阻滞者可给予临时起搏治疗。

6.非 ST 段抬高急性心肌梗死院内急诊处理

对非 ST 段抬高急性心肌梗死进行危险性分层的主要目的是为迅速做出治疗决策提供依据。临床上主要根据症状、体征、心电图及血流动力学指标对其进行危险性分层。

(1)低危患者:无并发症、血流动力学稳定、不伴有反复缺血发作的患者。

(2)中危、高危患者(符合以下一项或多项):①心肌坏死标志物升高。②心电图有 ST 段压低(<2 mm)。③强化抗缺血治疗 24 小时内反复发作胸痛。④有心肌梗死病史。⑤造影显示冠状动脉狭窄病史。⑥PCI 或冠状动脉旁路移植术后。⑦左心室射血分数<40%。⑧糖尿病。⑨肾功能不全(肾小球滤过率<60 mL/min)。

(3)极高危患者(符合以下一项或多项):①严重胸痛持续时间长、无明显间歇或>30 分钟,濒临心肌梗死表现。②心肌坏死物标志物显著升高和/或心电图 ST 段显著压低(≥2 mm)持续不恢复或范围扩大。③有明显血流动力学变化,严重低血压、心力衰竭或心源性休克表现。④严重恶性心律失常:室性心动过速、心室颤动。

非 ST 段抬高急性心肌梗死多是非 Q 波性,此类患者不宜做溶栓治疗。低危患者以阿司匹林和肝素尤其是低分子肝素治疗为主。对中危、高危患者行早期 PCI 治疗(72 小时内)。对极高危患者行紧急 PCI 治疗(2 小时内)。其他治疗与 ST 段抬高的患者相同。

九、急救护理

(一)护理目标

(1)患者了解自身病情,预防或减少心肌梗死并发症的发生。

(2)患者及家属相信安全和正确的护理,有助于减少进一步的损害。

(3)提高护士对心肌梗死的相关知识和实践技能。

(4)为患者提供更优质的护理。

(二)护理措施

急性心肌梗死患者来院后应立即开始治疗,重点是监测和预防急性心肌梗死不良事件和并发症。

1.心理护理

急性心肌梗死患者病情危急,疼痛剧烈,伴有濒死感,常有恐惧心理,家属也十分紧张。护士应做好患者和家属的安慰工作,关心体贴患者,并重视患者及家属的感受。保持环境的安静,避免不良刺激。不要在患者面前讨论其病情,用积极的态度和语言开导患者,帮助其树立战胜疾病的信心。

2.监测

对患者进行持续心电、血压监测,及时发现和处理心律失常、血流动力学异常和低氧血症。

3.卧床休息

血流动力学参数稳定且无并发症的急性心肌梗死患者一般卧床休息1～3天,病情不稳定的极高危患者卧床时间应适当延长,一般采取平卧位或半坐卧位,患者进食、洗漱、翻身等活动由护士协助完成。1周后可逐渐过渡到床边活动,有并发症者酌情延长卧床时间。2周后可由床边、室内活动再过渡到室外活动。在患者活动过程中应监测其心率、血压,询问其感受,观察其反应。

4.吸氧

给予鼻导管吸氧(2～4 L/min)。持续吸入3天后,可按病情间断或停止吸氧。

5.镇痛

应迅速给予有效镇痛剂,可给吗啡3 mg静脉注射,必要时每5分钟重复1次,总量不超过15 mg。注意观察有无恶心、呕吐、低血压和呼吸抑制等不良反应。

6.饮食和通便

疼痛剧烈时禁食。最初2～3天以流质饮食为主,以后逐渐过渡至半流饮食、软食和普食。食物应低脂、低胆固醇、易消化,禁止饮用太冷或太热的饮料。宜少食多餐,忌饱餐。保持大便通畅,切忌大便用力。适量进食水果和蔬菜,常规给予缓泻剂。

7.症状护理

(1)疼痛:①遵医嘱及时给予止痛药物,如肌内注射哌替啶、吗啡或罂粟碱。②吸氧,以增加心肌氧的供给。③溶栓疗法和急诊经皮冠状动脉腔内成形术是解除疼痛最根本的方法。

(2)心律失常:持续监测心电示波情况,出现异常情况及时报告医师并随时做好急救准备。前壁心肌梗死易出现室性心律失常,下壁心肌梗死易出现缓慢型心律失常,在溶栓治疗和经皮冠状动脉腔内成形术治疗后,容易出现再灌注心律失常。

8.再灌注治疗的护理

(1)溶栓治疗的护理:①溶栓前向患者介绍溶栓的目的、注意事项,给予用药指导。②采血查凝血常规,凝血酶时间维持在60~80秒。③尿激酶150万单位静脉滴注,30分钟内完成,或使用输液泵泵入。④溶栓过程中观察患者出血情况:注意观察并记录溶栓效果及皮肤黏膜、消化道、呼吸道、泌尿道出血情况,尤其是脑出血。记录出血程度及出血量。⑤溶栓开始后3小时内每半小时记录1次心电图,每2小时抽血查心肌酶学检查至酶峰值后2小时,观察ST-T回落及酶学情况。倾听患者的主诉,了解其胸痛缓解情况。

(2)介入治疗护理。

术前护理:①检查患者所需的各项检查是否完备,如血常规、凝血常规、免疫组合、心电图等。②术前宣教:介绍手术目的、穿刺点的部位,手术的简要过程,手术中配合的要点及术后的注意事项。③训练患者床上排便。④备皮:备双侧腹股沟及外阴部皮肤(选择桡动脉穿刺除外)。⑤遵医嘱行抗生素、碘过敏试验,服用抗凝剂(波立维300 mg口服)。⑥正常饮食,少饮水。⑦排空大小便,左侧肢体建立静脉通路。

术后护理。①术后即刻护理:协助搬运患者,给予患者舒适卧位。测血压、心率、呼吸,触足背动脉搏动情况,做十二导联心电图检查,观察切口敷料情况及患者返回病房时间。②1次/0.5小时×4次观察记录心率、呼吸、切口敷料有无渗出及足背动脉搏动情况,如均平稳,则1次/2小时观察记录至24小时。③高危者需持续心电监护,观察有无心律失常及ST-T变化。④术侧肢体制动,防止鞘管滑出及出血。⑤拔除鞘管即刻护理:激活素测定(<140秒);心电监护;测血压;观察患者面色、神志,有无恶心、呕吐等迷走神经亢进表现;鞘管拔除后,手指压迫穿刺点局部止血20~30分钟(压迫至止血为止),然后用四层纱布和弹性绷带加压包扎,沙袋压迫6小时,术侧肢体制动12小时,卧床休息24小时。桡动脉穿刺者,穿刺侧前臂及手腕制动6~12小时,术后患者可室内自由活动。⑥观察患者排便情况,及时解除尿潴留。术后多饮水或在心功能允许的情况下进行大量输液,使造影剂尽快排出体外,同时注意观察尿量、颜色和性质。沙袋去除后,遵医嘱协助患者下床活动。⑦遵医嘱应用抗生素3~5天,口服抗凝剂,观察体温的变化,凝血酶原时间及活动度测定结果。⑧协助患者进食、排便等,下蹲动作宜缓慢,防止伤口出血,满足生活需要。⑨注意倾听患者主诉,观察并

发症：PCI 术后最严重的并发症是冠状动脉的急性闭塞、心律失常、股动脉并发症（栓塞、血肿、出血等）。对于桡动脉穿刺者应观察其血液回流情况。

9.健康教育

（1）饮食调节：适度饮酒、限制钠盐，重视水果、蔬菜和低脂奶类食品。要求饱和脂肪占总热量的7％以下，胆固醇少于 200 mg/d。

（2）康复指导：运动以达到最大心率的 60％～65％ 的低强度长期锻炼为安全有效。最好的运动方式是步行、慢跑、骑自行车等有氧运动方式。最低目标为每周 3～4 次，每次 30 分钟；理想目标：每天运动30～60分钟。个人卫生护理、家务劳动、娱乐活动对患者也是有益的。无并发症的患者在心肌梗死 6～8 周后可以恢复性生活。

（3）戒烟：戒烟是心肌梗死后二级预防的重要措施，应积极劝导患者戒烟。

（4）心理健康：保持乐观平和的心情，正确对待疾病可以有效地防止心肌梗死再发。动员家庭和社会力量的支持，可为患者创造良好的休养氛围，利于康复。

（5）用药指导：告知患者药物的作用和不良反应，并教会患者定时测量脉搏，定期随诊。

第六节　心力衰竭

心力衰竭是由于心脏收缩功能和/或舒张功能障碍，不能将静脉回心血量充分排出心脏，造成静脉系统淤血及动脉系统血液灌注不足而出现的综合征。

一、病因

（一）基本病因

1.心肌损伤

任何大面积（大于心室面积的 40％）的心肌损伤都会导致心脏收缩和/或舒张功能的障碍。

2.心脏负荷过重

压力负荷（后负荷）过重、心脏排血阻力增大、心排血量降低、心室收缩期负荷过度，引起心室肥厚性心力衰竭；容量负荷（前负荷）过重、心脏舒张期容量增大、心排血量降低,引起心室扩张性心力衰竭。

3.机械障碍

腱索或乳头肌断裂、心室间隔穿孔、心脏瓣膜严重狭窄或关闭不全等引起的心脏机械功能衰退,导致心力衰竭。

4.心脏负荷不足

缩窄性心包炎、大量心包积液、限制性心肌病等,使静脉血液回心受限,因而心室心房充盈不足,腔静脉及门脉系统淤血,心排血量降低。

5.血液循环容量过多

静脉过多、过快输液,尤其在无尿或少尿时超量输液,急性或慢性肾炎引起高度水钠潴留,高度水肿等均引起血液循环容量急剧膨胀而导致心力衰竭。

(二)诱发因素

1.感染

感染可增加基础代谢、机体耗氧、心脏排血量而诱发心力衰竭,尤其以呼吸道感染较多见。

2.体力过劳

在正常人进行体力活动时,身体代谢增加心脏排血量也随之增加。而有器质性心脏病患者在进行体力活动时,心率增快,心肌耗氧量增加,心排血量减少,冠状动脉血液灌注不足,导致心肌缺血,心慌气急,诱发心力衰竭。

3.情绪激动

情绪激动促使儿茶酚胺释放,心率增快,心肌耗氧增加,动脉与静脉血管痉挛,增加心脏前后负荷而诱发心力衰竭。

4.妊娠与分娩

风湿性心脏病或先天性心脏病患者,心功能低下,在妊娠32～34周,分娩期及产褥期最初3天内心脏负荷最重,易诱发心力衰竭。

5.动脉栓塞

心脏病患者长期卧床,静脉系统长期处于淤血状态,容易形成血栓,一旦血栓脱落导致肺栓塞,会加重肺循环阻力诱发心力衰竭。

6.水、钠摄入量过多

心功能减退时,肾脏排水、排钠功能减弱,如果水、钠摄入量过多可引起水钠潴留,血容量扩增。

7.心律失常

心动过速可使心脏无效收缩次数增加而加重心脏负荷;心脏舒张期缩短会

使心室充盈受限进而降低心排血量,同时心脏氧渗透期缩短不利于心肌代谢。

8.冠状动脉痉挛

冠状动脉粥样硬化,容易发生冠状动脉痉挛,引起心肌缺血导致心脏收缩或舒张功能障碍。

9.药物反应

因用药或停药不当导致的心力衰竭或心力衰竭恶化不在少数。慢性心力衰竭患者服用过量洋地黄、利尿剂或抗心律失常药,都可导致心力衰竭恶化。

二、病理生理

(一)心脏的代偿机制

正常心脏有比较充足的储备能力,以适应一般生活需要所增加的心脏负担。当心脏功能减退,心排血量降低不足以供应机体需要时,机体将同时通过神经、体液等机制进行调整,力争恢复心排血量。

(1)反射性交感神经兴奋,迷走神经抑制,代偿性心率加快及心肌收缩力加强,可以维持心排血量。由于交感神经兴奋,周围血管及小动脉收缩可使血压维持正常而不随心排血量降低而下降;小静脉收缩可使静脉回心血量增加,从而使心搏血量增加。

(2)心肌肥厚:长期的负荷加重可使心肌肥厚和心室扩张,从而维持心排血量。然而,扩大和肥厚的心脏虽然能完成较多的工作,但它的耗氧量也会随之增加,可是心肌内毛细血管数量并没有相应的增加,所以,扩大肥厚的心肌细胞会有相对的供血不足。

(3)心率增快:心率加快在一定范围内会使心排血量增加,但如果心率太快则会导致心脏舒张期显著缩短,使心室充盈不足,从而导致心排血量降低及静脉淤血加重。

(二)心脏的失代偿机制

当心脏储备力耗损至不能适应机体代谢的需要时,心功能便由代偿阶段转为失代偿阶段,即心力衰竭。

心力衰竭时,心排血量相对或绝对的降低,一方面供给各器官的血流不足,引起各器官组织的功能改变,血液重新分配,首先为保证心、脑、肾血液供应,皮肤、内脏、肌肉的供血相应有较大的减少。肾血流量减少时,可使肾小球滤过率降低和肾素分泌增加,进而促使肾上腺皮质的醛固酮分泌增加,引起水、钠潴留,血容量增加,静脉和毛细血管充血和压力增加。另一方面,心脏收缩力减弱,不能完全排出静脉回流的血液,心室收缩末期残留血量增多,心室舒张末期压力升高,遂使静脉回流受阻,引起静脉淤血和静脉压力升高,从而引起外周毛细血管的漏出增加,水分渗入组织间隙引起各脏器淤血水肿;肝脏淤血时对醛固酮的灭活减少;抗利尿激素分泌增加,肾排水量进一步减少,水、钠潴留进一步加重,这也是水肿发生和加重的原因。

根据心脏代偿功能发挥的情况及失代偿的程度,可将心力衰竭分为 3 度,或心功能Ⅳ级。①Ⅰ级:有心脏病的客观证据,而无呼吸困难、心悸、水肿等症状(心功能代偿期)。②Ⅱ级:日常劳动并无异常感觉,但稍重劳动即有心悸、气急等症状(心力衰竭一度)。③Ⅲ级:普通劳动也有症状,但休息时消失(心力衰竭二度)。④Ⅳ级:休息时也有明显症状,甚至卧床仍有症状(心力衰竭三度)。

三、临床表现

心力衰竭在早期可仅有一侧衰竭,临床上以左心衰竭为多见,但左心衰竭后,右心也相继发生功能损害,最后导致全心衰竭。临床表现的轻重常依病情发展的快慢和患者耐受能力的不同而不同。

(一)左心衰竭

1.呼吸困难

轻症患者自觉呼吸困难,重症患者同时会有呼吸困难和短促的征象。早期仅发生于劳动或运动时,休息后很快消失。这是由于劳动促使回心血量增加,肺淤血加重的缘故。随着病情加重,患者在轻度劳动时即感到呼吸困难,严重者休息时也感到呼吸困难,以致被迫采取半卧位或坐位,为端坐呼吸。

2.阵发性呼吸困难

阵发性呼吸困难多发生于夜间,故又称阵发性夜间性呼吸困难。患者常在熟睡中惊醒,出现严重呼吸困难及窒息感,被迫坐起,咳嗽频繁,咯粉红色泡沫样痰液。轻者数分钟,重者经 1～2 小时逐渐停止。阵发性呼吸困难的发生原因,可能为:①睡眠时平卧位,回心血量增加,超过左心负荷的限度,加重了肺淤血。②睡眠时,膈肌上升,肺活量减少。③夜间迷走神经兴奋性增高,使冠状动脉和支气管收缩,影响了心肌的血液供应,发生支气管痉挛,降低心肌收缩性能和肺通气量,肺淤血加重。④熟睡时中枢神经敏感度降低,因此,肺淤血必须达到一定程度后才能使患者因气喘惊醒。

3.急性肺水肿

急性肺水肿是左心衰竭的重症表现,是阵发性呼吸困难的进一步发展,常突然发生,患者呈端坐呼吸,表情焦虑不安,频频咳嗽,咯大量泡沫状或血性泡沫性痰液,严重时可有大量泡沫样液体由鼻涌出,面色苍白,口唇发绀,皮肤湿冷,两肺布满湿啰音及哮鸣音,血压可下降,甚至休克。

4.咳嗽和咯血

咳嗽和咯血为肺泡和支气管黏膜淤血所致,多与呼吸困难并存,患者咯白色泡沫样黏痰或血性痰。

5.其他症状

其他症状可有疲乏无力、失眠、心悸、发绀等。严重的患者在脑缺氧缺血时可出现陈-施呼吸、嗜睡、眩晕、意识丧失、抽搐等。

6.体征

除原有心脏病体征外,患者还可有舒张期奔马律、交替脉、肺动脉瓣区第 2 心音亢进。轻症患者肺底部可听到散在湿啰音,重症患者则湿啰音满布全肺。有时可伴哮鸣音。

7.X 线及其他检查

X 线检查可见左心扩大及肺淤血,肺纹理增粗。急性肺水肿时可见由肺门伸向肺野呈蝶形的云雾状阴影。心电图检查可出现心率快及左心室肥厚图形。臂舌循环时间延长(正常 10～15 秒),臂肺时间正常(4～8 秒)。

(二)右心衰竭

1.水肿

皮下水肿是右心衰竭的典型症状。在水肿出现前,由于患者体内已有钠、水潴留,体液潴留达 5 kg 以上才出现水肿,故多只有体重增加。水肿多先见于下肢,卧床患者则在腰部、背部及骶部等低重部位明显,呈凹陷性水肿。重症患者则波及全身。水肿多于傍晚发生或加重,休息一夜后消失或减轻,伴有夜间尿量增加。这是由于夜间休息时,回心血量比白天活动时增多,心脏能将静脉回流血量排出,心室收缩末期残留血量减少,静脉和毛细血管压力有所减轻,因而水肿减轻或消退。

少数患者可出现胸腔积液和腹水。胸腔积液可同时见于左、右两侧胸腔,但以右侧居多。由于壁胸膜静脉回流体静脉,而脏胸膜静脉血流入肺静脉,因而胸腔积液多见于左心衰竭、右心衰竭并存时。腹水多由心源性肝硬化引起。

2.颈静脉曲张和内脏淤血

患者坐位或半卧位时可见颈静脉曲张,其出现常较皮下水肿或肝大出现更早,同时可见舌下、手臂等浅表静脉异常充盈。肝大合并压痛可先于皮下水肿出现。长期肝淤血、缺氧,可引起肝细胞变性、坏死,并发展为心源性肝硬化,肝功能检查异常或出现黄疸。若有三尖瓣关闭不全并存,肝脏触诊呈扩张性搏动。胃肠道淤血常引起消化不良、食欲减退、腹胀、恶心和呕吐等症状。肾淤血致尿量减少,尿中可有少量蛋白和细胞。

3.发绀

右心衰竭患者多有不同程度发绀,首先见于指端、口唇和耳郭,较单纯左心功能不全者更为显著,其原因除血红蛋白在肺部氧合不全外,与血流缓慢、组织自身毛细血管中吸取较多的氧而使还原血红蛋白增加有关。严重贫血者则不出现发绀。

4.神经系统症状

患者可有神经过敏、失眠、嗜睡等症状。重者可发生精神错乱,可能是脑出血、缺氧或电解质紊乱等原因引起的。

5.心脏及其他检查

心脏及其他检查主要为原有心脏病体征,由于右心衰竭常继发于左心衰竭的基础上,因而左心、右心均可扩大。右心扩大引起了三尖瓣关闭不全时,在三尖瓣音区可听到收缩期吹风样杂音;静脉压增高;臂肺循环时间延长,因而臂舌循环时间也延长。

(三)全心衰竭

左心功能不全、右心功能不全的临床表现同时存在,但患者或以左心衰竭的表现为主或以右心衰竭的表现为主,左心衰竭肺充血的临床表现可因右心衰竭的发生而减轻。

四、护理

(一)护理要点

(1)减轻患者心脏负担,预防心力衰竭的发生。

(2)合理使用强心、利尿、扩血管药物,改善心功能。

(3)密切观察患者病情变化,及时救治急性心力衰竭。

(4)健康教育。

(二)减轻心脏负担,预防心力衰竭

休息可减少全身肌肉活动,减少氧的消耗,也可减少静脉回心血量及减慢心率,从而减轻心脏负担。根据患者病情适当安排其生活和劳动,可以尽量减轻心脏负荷。对于轻度的心力衰竭患者,可仅限制其体力活动,并规定充分的午睡时间或较正常人多一些的夜间睡眠时间。较重的心力衰竭患者均应卧床休息,并尽可能保持体位舒适。当心力衰竭表现有明显改善时,应尽快允许和鼓励患者逐渐恢复体力活动,恢复体力活动的速度和程度视患者心力衰竭的严重程度和发作时间的长短及患者对治疗的反应等而定。如果患者的心脏功能已完全恢复正常或接近正常,则每天可做轻度的体力活动。

饮食应少食多餐,给予低热量、多维生素、易消化食物,避免过饱,加重心脏负担。由于利尿剂应用方便,故对钠盐的限制不必过于严格,一般轻度心力衰竭患者每天摄入食盐 5 g 左右(正常人每天摄入食盐 10 g 左右),中度心力衰竭患者给予低钠饮食(含钠 2～4 g),重度心力衰竭患者给予无钠饮食。如果经一般限盐、利尿,病情未能很好控制者,则应进一步严格限盐,摄入量不超过 1 g。一般不限制患者的饮水量,仅在并发稀释性低钠血症时,限制患者每天入水量500 mL 左右。

(三)合理使用强心药物并观察毒性反应

洋地黄类强心苷药物是目前治疗心力衰竭的主要药物,能直接加强心肌收缩力,增加心排血量,从而使心脏收缩末期残余血量减少,舒张末期压力下降,有利于缓解各器官的淤血,增加尿量,减慢心率。常用的给药方法如下。①负荷量加维持量:在短期内,1～3 天给予一定的负荷量,以后每天用维持量,适用于急性心力衰竭、较重的心力衰竭或需尽快控制病情的患者;②单用维持量:近年来证实,洋地黄类药物治疗剂量的大小与其增强心肌收缩力作用呈线性关系,故对较轻的心力衰竭和易发生中毒的患者可用较小的剂量,而不采用惯用的洋地黄负荷量法,此法尤其对于慢性心力衰竭患者更适用。

洋地黄类药物用量的个体差异大,且治疗剂量与中毒剂量较接近,故用药期间需要密切观察洋地黄类药物的毒性反应。洋地黄类药物的毒性反应有以下几种。①消化道反应:食欲缺乏、恶心、呕吐、腹泻等。②神经系统反应:头痛、眩晕、视觉改变(黄视或绿视)。③心脏反应:可发生各种心律失常。常见的心律失常类型为室性期前收缩,尤其是呈二联、三联或呈多源性者。其他有房性心动过速伴有房室传导阻滞、交界性心动过速、各种不同程度的房室传导阻滞、室性心动过速、心房纤维颤动等。④血清洋地黄含量:放射性核素免疫法测定血清地高辛含量＜2.0 ng/mL,或洋地黄毒苷＜20 μg/mL 为安全剂量。中毒者多数大于以上浓度。

使用洋地黄类药物时的注意事项:①服药前要先了解病史,如询问已用洋地黄情况,利尿剂的使用情况及电解质浓度如何,如果存在低钾、低镁易诱发洋地黄中毒。②心力衰竭反复发作、严重缺氧、心脏明显扩大的患者对洋地黄类药物耐受性差,宜小剂量使用。③询问有无合并使用增加或降低洋地黄敏感性的药物,如普萘洛尔、利舍平、利尿剂、抗甲状腺药物、维拉帕米、胺碘酮、肾上腺素等可增加洋地黄敏感性;而考来烯胺、抗酸药物、降胆固醇药及巴比妥类药则可降低洋地黄敏感性。④了解肝脏、肾脏功能,洋地黄毒苷经肝脏代谢,经胆管排泄,部分转化为地高辛;地高辛主要自肾脏排泄,肾功能不全的患者宜减少用量。⑤密切观察洋地黄毒性反应。⑥静脉给药时应用5%～20%的葡萄糖溶液稀释,混匀后缓慢静脉推注,一般不少于10～15分钟,用药时注意听诊患者心率及节律的变化。

(四)观察应用利尿剂后的反应

慢性心力衰竭患者首选噻嗪类药,采用间歇用药,即每周固定服药2～3天,停用4～5天。若无效可加服氨苯蝶啶或螺内酯。如果以上两药联用效果仍不理想可以用呋塞米代替噻嗪类药物。急性心力衰竭或肺水肿患者,首选呋塞米或依他尼酸钠等快速利尿剂。在患者应用利尿剂1小时后,静脉缓慢注射氨茶碱0.25 g,可增加利尿效果。在患者应用利尿剂后要密切观察尿量,每天测体重,准确记录24小时液体出入量,大量利尿者应测血压、脉搏和抽血查电解质,观察有无利尿过度引起的脱水、低血容量和电解质紊乱的表现,尤其是应用排钾利尿剂后有无乏力、恶心、呕吐、腹胀等低钾表现。对于利尿反应差者,应找出利尿不佳的原因,如了解肾脏功能情况,是否存在低血压、低血钾、低血镁或稀释性低钠血症,以及用药是否合理等。

(五)合理使用扩血管药物并观察用药反应

血管扩张剂可以扩张周围小动脉,减轻心脏排血时的阻力,而减轻心脏后负荷;又可以扩张周围静脉,减少回心血量,减轻心脏前负荷,进而改善心功能。常用的扩张静脉为主的药物有硝酸甘油、硝酸酯类及吗啡类药物;扩张动脉为主的药物有平胺唑啉、肼苯达嗪、硝苯地平;兼有扩张动脉和静脉的药物有硝普钠、哌唑嗪及卡托普利等。在开始使用血管扩张剂时,要密切观察患者病情和用药前后血压、心率的变化,慎防血管扩张过度、心脏充盈不足、血压下降、心率加快等不良反应。使用血管扩张药时应注意从小剂量开始,用药前后对比心率、血压变化情况或床边监测血流动力学。根据具体情况,每5～10分钟测量1次,若用药后血压较用药前降低1.33～2.66 kPa,应谨慎调整药物浓度或停用该药物。

(六)急性肺水肿的救治及护理

急性肺水肿为急性左心功能不全或急性左心衰竭的主要表现,多因突发严重的左心室排血不足或左心房排血受阻,引起肺静脉及肺毛细血管压力急剧升高所致。当肺毛细血管压升高超过血浆胶体渗透压时,液体即从毛细血管漏到肺间质、肺泡甚至气道内,引起肺水肿。患者典型发作表现为突然严重气急,每分钟呼吸可达 30～40 次,端坐呼吸,阵发咳嗽,面色苍白,大汗,常咯出泡沫样痰,严重者可从口腔和鼻腔内涌出大量粉红色泡沫液体。发作时心率、脉搏增快,血压在起始时可升高,以后降至正常或低于正常。两肺内可闻及广泛的水泡音和哮鸣音。心尖部可听到奔马律。

1.治疗原则

(1)减少肺循环血量和静脉回心血量。

(2)增加每搏输出量,包括增强心肌收缩力和降低周围血管阻力。

(3)减少血容量。

(4)减少肺泡内液体漏出,保证气体交换。

2.护理措施

(1)使患者取坐位或半卧位,两腿下垂,减少下肢静脉回流,减少回心血量。

(2)立即皮下注射吗啡 10 mg 或哌替啶 50～100 mg,使患者安静及减轻呼吸困难。但对昏迷、严重休克、有呼吸道疾病或痰液极多者忌用,年老、体衰、瘦小者应减量。

(3)改善通气-换气功能,轻度肺水肿患者早期进行高流量氧气吸入,开始是 2～3 L/min,以后逐渐增至 4～6 L/min,氧气湿化瓶内加 75% 乙醇或选用有机硅消泡沫剂,以降低肺泡内泡沫的表面张力,使泡沫破裂,改善通气功能。肺水肿明显出现即应做气管插管进行加压辅助呼吸,改善通气与氧的弥散,减少肺内分流,提高血氧分压。肺水肿基本控制后,可采用呼吸机间歇正压呼吸,如果动脉血氧分压<9.31 kPa 时,可改为持续正压呼吸。

(4)快速给予患者毛花苷 C 0.4 mg 或毛花苷 K 0.25 mg,加入葡萄糖溶液中缓慢静脉推注。

(5)快速利尿,如呋塞米 20～40 mg 或依他尼酸钠 25 mg 静脉注射。

(6)氨茶碱 0.25 g 用 50% 葡萄糖液 20～40 mL 稀释后缓慢静脉注射,减轻支气管痉挛,增加心肌收缩力和促进尿液排出。

(7)氢化可的松 100～200 mg 或地塞米松 10 mg 溶于葡萄糖中静脉注射。

（七）健康教育

随着人们生活水平的不断提高，人们对生活质量的要求也越来越高。心力衰竭的转归及治愈程度将直接影响患者的生活质量，预防心力衰竭发生以保证患者的生活质量就显得更为重要。首先要避免诱发因素，如气候转换时要预防感冒，及时添加衣服；以乐观的态度对待生活，情绪平稳，不要大起大落过于激动；体力劳动不要过重；适当掌握有关的医学知识以便自我保健等。其次，对已明确心功能Ⅱ级、Ⅲ级的患者要按一般治疗标准，合理正确按医嘱服用强心、利尿、扩血管药物，注意休息和营养，并定期门诊随访。

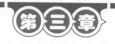

神经内科疾病护理

第一节 短暂性脑缺血发作

短暂性脑缺血发作(transient ischemic attack,TIA)是指因脑血管病变引起的短暂性、局限性脑功能缺失或视网膜功能障碍。临床症状一般持续10~20分钟,多在1小时内缓解,最长不超过24小时,不遗留神经功能缺失症状,结构性影像学检查无责任病灶。凡临床症状持续超过1小时且神经影像学检查有明确病灶者不宜称为TIA。

1975年,曾将TIA定义限定为24小时,这是基于时间的定义。2002年,美国TIA工作组提出了新的定义,即由于局部脑或视网膜缺血引起的短暂性神经功能缺损发作,典型临床症状持续不超过1小时,且无急性脑梗死的证据。TIA新的基于组织学的定义以脑组织有无损伤为基础,更有利于临床医师及时进行评价,使急性脑缺血能得到迅速干预。

流行病学统计表明,15%的脑卒中患者曾发生过TIA。不包括未就诊的患者,美国每年TIA发作人数估计为20万~50万人。TIA患者脑卒中发病率明显高于一般人群,TIA后第1个月内发生脑梗死者占4%~8%;1年内发生脑梗死者占12%~13%;5年内增至24%~29%。TIA患者脑卒中发病率在第1年内较一般人群高13~16倍,是最严重的"卒中预警"事件,也是治疗干预的最佳时机,频发TIA更应以急诊处理。

本病相当于中医学"微风""小中风""中风先兆""眩晕"等病证。

一、病因与发病机制

(一)中医病因病机

中医学认为短暂性脑缺血之所以随发随止,是因为气血尚未衰败;之所以反复发作,是因为机体内致病因素存在;之所以多无持久的意识障碍,是由于尚未中脏腑。其病因病机与中风相同。风、火、痰、瘀、虚是其主要病因病机。

1.风火上炎

素体阳盛,性情急躁,肝火旺盛,或郁怒伤肝,肝郁化火,亢而动风,风火上炎,鼓荡气血上冲犯脑。

2.风痰瘀阻

因五志过极,暴怒伤肝,引动心火,风火夹痰,气血阻滞等,而见经络失常症状。

3.痰热腑实

饮食不节,肥甘厚腻,痰热内生,风阳夹痰,蒙蔽清窍。

4.气虚血瘀

由于积损正衰、年老体弱等致正气不足,卫外不顾,外邪入中经络,气血痹阻。

5.阴虚风动

劳累过度,肝肾阴虚,肝阳上亢,上扰清窍。病性多为本虚标实,上盛下虚。在本为肝肾阴虚,在标为风火相扇,痰湿壅盛,气血运行不畅。其基本病机为气血阻滞、经络失常。

(二)西医病因与发病机制

1.病因

TIA病因各有不同,主要是动脉粥样硬化和心源性栓子。多数学者认为微栓塞或血流动力学障碍是TIA发病的主要原因,90%左右的微栓子来源于心脏和动脉系统,动脉粥样硬化是50岁以上患者发生TIA的最常见原因。

2.发病机制

TIA的真正发病机制至今尚未完全阐明。主要有血流动力学改变学说和微栓子学说。

(1)血流动力学改变学说:TIA的主要原因是血管本身病变。动脉粥样硬化造成大血管的严重狭窄,由于病变血管自身调节能力下降,当一些因素引起灌注压降低时,病变血管支配区域的血流就会显著下降,同时又可能存在全血黏度增高、红细胞变形能力下降和血小板功能亢进等血液流变学改变,促进了微循环障碍的发生,而使局部血管无法保持血流量的恒定,导致相应供血区域TIA的发生。血流动力学型TIA在大动脉严重狭窄的基础上合并血压下降,可导致远端一过性脑供血不足症状,当血压回升时此症状可缓解。

（2）微栓子学说：大动脉的不稳定粥样硬化斑块破裂，脱落的栓子随血流移动，阻塞远端动脉，随后栓子很快发生自溶，临床表现为一过性缺血发作。动脉微栓子来源最常见的部位是颈内动脉系统。心源性栓子为微栓子的另一来源，多见于心房颤动、心瓣膜疾病及左心室血栓形成。

（3）其他学说：脑动脉痉挛、受压学说，如脑血管受到各种刺激造成的痉挛或由于颈椎骨质增生压迫椎动脉造成缺血；颅外血管盗血学说，如锁骨下动脉严重狭窄，椎动脉脑血流逆行，导致颅内灌注不足等。

TIA 常见的危险因素包括高龄、高血压、抽烟、心脏病（冠心病、心律失常、充血性心力衰竭、心脏瓣膜病）、高血脂、糖尿病和糖耐量异常、肥胖、不健康饮食、体力活动过少、过度饮酒、口服避孕药或绝经后雌激素的应用、高同型半胱氨酸血症、抗心磷脂抗体综合征、蛋白 C/蛋白 S 缺乏症等。

二、临床表现

TIA 多发于老年人，男性多于女性。患者发病突然，可完全恢复，不遗留神经功能缺损的症状和体征，多有反复发作的病史。持续时间短暂，一般为 10～15 分钟，颈内动脉系统平均为 14 分钟，椎-基底动脉系统平均为 8 分钟，每天可有数次发作，发作期间无神经系统症状及阳性体征。颈内动脉系统 TIA 与椎-基底动脉系统 TIA 相比，发作频率较少，但更容易发展为脑梗死。

TIA 神经功能缺损的临床表现依据受累的血管供血范围而不同，临床常见的神经功能缺损有两种。

（一）颈动脉系统 TIA

颈动脉系统 TIA 最常见的症状为对侧面部或肢体的一过性无力和感觉障碍、偏盲，偏侧肢体或单肢的发作性轻瘫，通常以上肢和面部较重，优势半球受累可出现语言障碍。单眼视力障碍为颈内动脉系统 TIA 所特有，短暂的单眼黑蒙是颈内动脉分支——眼动脉缺血的特征性症状，表现为短暂性视物模糊、眼前灰暗感或云雾状。

（二）椎-基底动脉系统 TIA

椎-基底动脉系统 TIA 常见的症状为眩晕、头晕、平衡障碍、复视、构音障碍、吞咽困难、皮质性盲和视野缺损、共济失调、交叉性肢体瘫痪或感觉障碍。脑干网状结构缺血可能由于双下肢突然失张力，造成跌倒发作。颞叶、海马、边缘系统等部位缺血可能出现短暂性全面性遗忘症，表现为突发的一过性记忆丧失，时间、空间定向力障碍，患者有自知力，无意识障碍，对话、书写、计算能力保留，症状可持续数分钟至数小时。

血流动力学型 TIA 与微栓塞型 TIA 在临床表现上也有所区别(表 3-1)。

表 3-1　血流动力学型 TIA 与微栓塞型 TIA 的临床鉴别要点

临床表现	血流动力学型	微栓塞型
发作频率	密集	稀疏
持续时间	短暂	较长
临床特点	刻板	多变

三、辅助检查

治疗的结果与确定病因直接相关,辅助检查的目的就在于确定病因及危险因素。

(一)TIA 的神经影像学表现

普通计算机断层扫描(computed tomography,CT)和磁共振成像(magnetic resonance imaging,MRI)扫描正常。MRI 灌注成像表现可有局部脑血流降低,但不出现 MRI 弥散成像的影像异常。TIA 作为临床常见的脑缺血急症,要进行快速的综合评估,尤其是 MRI 检查(包括 MRI 弥散成像和 MRI 灌注成像),以便鉴别脑卒中、确定半暗带、制订治疗方案和判断预后。CT 检查可以排除脑出血、硬膜下血肿、脑肿瘤、动静脉畸形和动脉瘤等临床表现与 TIA 相似的疾病,必要时需行腰椎穿刺以排除蛛网膜下腔出血。CT 血管成像、磁共振血管成像有助于了解血管情况。梗死型 TIA 的概念是指临床表现为 TIA,但影像学上有脑梗死的证据,早期的 MRI 弥散成像检查发现,20%～40%临床上表现为 TIA 的患者存在梗死灶。但实际上根据 TIA 的新概念,只要出现了梗死灶就不能诊断为 TIA。

(二)血浆同型半胱氨酸检查

血浆同型半胱氨酸浓度与动脉粥样硬化程度密切相关,血浆同型半胱氨酸水平升高是全身性动脉硬化的独立危险因素。

(三)其他检查

其他检查包括经颅多普勒超声检查可发现颅内动脉狭窄,并且可进行血流状况评估和微栓子检测。血常规和生化检查也是必要的,神经心理学检查可能发现轻微的脑功能损害。双侧肱动脉压、桡动脉搏动、双侧颈动脉及心脏有无杂音、全血和血小板检查、血脂、空腹血糖及糖耐量、纤维蛋白原、凝血功能、抗心磷脂抗体、心电图、心脏及颈动脉超声、经颅多普勒超声、数字减影血管造影等,有助于发现 TIA 的病因和危险因素、评判动脉狭窄程度、评估侧支循环建立程度和进行微栓子的检测;有条件时应考虑经食管超声心动图检查,可能发现卵圆孔未闭等心源性栓子的来源。

四、诊断与鉴别诊断

(一)诊断

诊断只能依靠病史,根据血管分布区内急性短暂神经功能障碍与可逆性发作的特点,结合 CT 排除出血性疾病后可考虑 TIA。确立 TIA 诊断后应进一步进行病因、发病机制的诊断和危险因素分析。TIA 和脑梗死之间并没有截然的区别,二者应被视为一个疾病动态演变过程的不同阶段,应尽可能采用"组织学损害"的标准界定二者。

(二)鉴别诊断

鉴别需要考虑其他可以导致短暂性神经功能障碍发作的疾病。

1.局灶性癫痫后出现的 Todd 麻痹

局限性运动性发作后可能遗留短暂的肢体无力或轻度偏瘫,持续 0.5～36 小时可消除。患者有明确的癫痫病史,脑电图可见局限性异常,CT 或 MRI 可能发现脑内病灶。

2.偏瘫型偏头痛

偏瘫型偏头痛多于青年期发病,女性多见,可有家族史,头痛发作的同时或过后出现同侧或对侧肢体不同程度瘫痪,并可在头痛消退后持续一段时间。

3.晕厥

晕厥为短暂性弥漫性脑缺血、缺氧所致,患者表现为短暂性意识丧失,常伴有面色苍白、大汗、血压下降,脑电图多数正常。

4.梅尼埃病

发病年龄较轻,发作性眩晕、恶心、呕吐可与椎-基底动脉系统 TIA 相似,反复发作常合并耳鸣及听力减退,症状可持续数小时至数天,但缺乏中枢神经系统定位体征。

5.其他

血糖异常、血压异常、颅内结构性损伤(如肿瘤、血管畸形、硬膜下血肿、动脉瘤等)、多发性硬化等,也可能出现类似 TIA 的临床症状。临床上可以依靠影像学资料和实验室检查进行鉴别诊断。

五、治疗

TIA 是缺血性血管病变的重要部分。TIA 既是急症,也是预防缺血性血管病变的最佳和最重要时机。TIA 的治疗与二级预防密切结合,可减少脑卒中及其他缺血性血管事件的发生。TIA 症状持续 1 小时以上,应按照急性脑卒中流程进行处理。根据 TIA 病因和发病机制的不同,应采取不同的治疗策略。

(一)控制危险因素

TIA 需要严格控制危险因素,包括调整血压、血糖、血脂、血浆同型半胱氨酸,以及戒烟、治疗心脏疾病、避免大量饮酒、有规律的体育锻炼、控制体重等。已经发生 TIA 的患者或高危人群可长期服用抗血小板药物。肠溶阿司匹林为目前最主要的预防性用药之一。

(二)药物治疗

1.抗血小板聚集药物

抗血小板聚集药物可阻止血小板活化、黏附和聚集,防止血栓形成,减少动脉-动脉微栓子。常用药物如下。

(1)阿司匹林肠溶片:通过抑制环氧化酶减少血小板内花生四烯酸转化为血栓烷 A_2,防止血小板聚集,各国指南推荐的标准剂量不同,我国指南的推荐剂量为 $75\sim150$ mg/d。

(2)氯吡格雷:也是被广泛采用的抗血小板药,通过抑制血小板表面的二磷酸腺苷受体阻止血小板积聚,常用剂量为 75 mg/d。

(3)双嘧达莫:为血小板磷酸二酯酶抑制剂,缓释剂可与阿司匹林联合使用,效果优于单用阿司匹林。

2.抗凝治疗

考虑存在心源性栓子的患者应给予抗凝治疗。抗凝剂种类很多,肝素、低分子量肝素、口服抗凝剂(如华法林、香豆素)等均可选用,但除低分子量肝素外,其他抗凝剂如肝素、华法林等在应用过程中应注意检测患者凝血功能,以避免发生出血不良反应。常用药物如下。①低分子量肝素:每次 $4\,000\sim5\,000$ U,腹部皮下注射,每天 2 次,连用 $7\sim10$ 天,与普通肝素比较,生物利用度好,使用安全。②口服华法林:$6\sim12$ mg/d,3 天后改为 $2\sim6$ mg/d 维持,目标国际标准化比值(INR)范围为 $2.0\sim3.0$。

3.降压治疗

血流动力学型 TIA 的治疗以改善脑供血为主,慎用血管扩张药物,除抗血小板聚集、降脂治疗外,需慎重管理血压,避免降压过度,必要时可给予扩容治疗。在大动脉狭窄解除后,可考虑将血压控制在目标值以下。

4.生化治疗

生化治疗主要防治动脉硬化及其引起的动脉狭窄和痉挛,以及斑块脱落的微栓子栓塞造成 TIA。常用药物如下:维生素 B_1,每次 10 mg,3 次/天;维生素 B_2,每次 5 mg,3 次/天;维生素 B_6,每次 10 mg,3 次/天;复合维生素 B,每次 10 mg,3 次/天;维生素 C,每次 100 mg,3 次/天;叶酸片,每次5 mg,3 次/天。

(三)手术治疗

颈动脉剥脱术和颈动脉支架治疗适用于症状性颈动脉狭窄 70% 以上的患者,在临床实际操作时应从严掌握适应证。仅为预防脑卒中而让无症状的颈动脉狭窄患者冒险进行手术不是正确的选择。

第二节　特发性面神经麻痹

特发性面神经麻痹又称面神经炎、Bell 麻痹,是面神经在茎乳孔以上面神经管内段的急性非化脓性炎症。

一、病因

病因不明,一般认为是面部受冷风吹袭、病毒感染、自主神经功能紊乱造成面神经的营养微血管痉挛,引起局部组织缺血、缺氧所致。近年来也有学者认为可能是一种免疫反应。膝状神经节综合征则是带状疱疹病毒感染,使膝状神经节及面神经发生炎症所致。

二、临床表现

无年龄和性别差异,多为单侧,偶见双侧,多为吉兰-巴雷综合征。发病与季节无关,通常急性起病,数小时至 3 天达到高峰。病前 1~3 天患侧乳突区可有疼痛。同侧额纹消失,眼裂增大,闭眼时,眼睑闭合不全,眼球向外上方转动并露出白色巩膜,称 Bell 现象。病侧鼻唇沟变浅,口角下垂。不能做噘嘴和吹口哨动作,鼓腮时病侧口角漏气,食物常滞留于齿颊之间。

若病变波及鼓索神经,则可有同侧舌前 2/3 味觉减退或消失。镫骨肌支以上部位受累时,出现同侧听觉过敏。膝状神经节受累时除面瘫、味觉障碍和听觉过敏外,还有同侧唾液、泪腺分泌障碍,耳内及耳后疼痛,外耳道及耳郭部位有带状疱疹,称膝状神经节综合征。一般预后良好,通常于起病 1 周后开始恢复,2~3个月痊愈。发病时伴有乳突疼痛,患有糖尿病和动脉硬化者,以及老年患者预后差。可遗有面肌痉挛或面肌抽搐。可根据肌电图检查及面神经传导功能测定判断面神经受损的程度和预后。

三、诊断与鉴别诊断

根据急性起病的周围性面瘫即可诊断。但需与以下疾病鉴别。

(1)吉兰-巴雷综合征:可有周围面瘫,多为双侧性,并伴有对称性肢体瘫痪和脑脊液蛋白-细胞分离。

(2)中耳炎、迷路炎、乳突炎等并发的耳源性面神经麻痹,以及腮腺炎肿瘤、下颌化脓性淋巴结炎等所致者多有原发病的特殊症状及病史。

(3)颅后窝肿瘤或脑膜炎引起的周围性面瘫:起病较慢,且有原发病及其他脑神经受损表现。

四、治疗

(一)急性期治疗

急性期治疗以改善局部血液循环,消除面神经的炎症和水肿为主。①如是带状疱疹所致的 Hunt 综合征,可口服阿昔洛韦 5 mg/(kg·d),每天 3 次,连服 7~10 天。②类固醇皮质激素:泼尼松 20~30 mg,每天 1 次,口服,连续 7~10 天。③改善微循环,减轻水肿:706 代血浆(羟乙基淀粉)或右旋糖酐-40 250~500 mL,静脉滴注每天 1 次,连续 7~10 天,也可加用脱水利尿剂。④神经营养代谢药物的应用:维生素 B_1 50~100 mg、维生素 B_{12} 500 μg、胞磷胆碱250 mg、辅酶 Q_{10} 5~10 mg 等,肌内注射,每天 1 次。⑤理疗:茎乳孔附近超短波透热疗法,红外线照射。

(二)恢复期治疗

恢复期治疗以促进神经功能恢复为主。①口服维生素 B_1、维生素 B_{12} 各 1 至 2 片,每天 3 次;地巴唑10~20 mg,每天 3 次。也可用加兰他敏 2.5~5.0 mg,肌内注射,每天 1 次。②中药、针灸、理疗。③采用眼罩、滴眼药水、涂眼药膏等方法保护暴露的角膜。④病后 2 年仍不恢复者,可考虑进行神经移植治疗。

五、护理

(一)一般护理

(1)病后两周内应注意休息,减少外出。

(2)本病一般预后良好,约80%的患者可在3~6周痊愈,因此应向患者说明病情,使其积极配合治疗,解除心理压力,尤其是年轻患者,应保持健康心态。

(3)给予患者易消化、高热能的半流质饮食,保证机体足够营养代谢,增强身体抵抗力。

(二)观察要点

特发性面神经麻痹是神经科常见病之一,在护理观察中主要注意以下两方面的鉴别。

1.分清面瘫属中枢性还是周围性瘫痪

中枢性面瘫是由对侧皮质延髓束受损引起的,故只产生对侧下部面肌瘫痪,表现为鼻唇沟浅、口角下垂,露齿、鼓腮、吹口哨时出现肌肉瘫痪,而皱额、闭眼时仍正常或稍差。哭、笑等情感运动时,面肌仍能收缩。周围性面瘫患者所有表情肌均瘫痪,不论随意或情感活动,肌肉均无收缩。

2.正确判断患病一侧

面肌挛缩时病侧鼻唇沟加深,眼裂缩小,易误认健侧为病侧。如果让患者露齿时可见挛缩侧面肌不收缩,而健侧面肌收缩正常。

(三)保护暴露的角膜及防止结膜炎

由于患者不能闭眼,因此必须注意眼的清洁卫生。①外出必须戴眼罩,避免尘沙进入眼内;②每天抗生素眼药水滴眼,入睡前用眼药膏,以防止角膜炎或暴露性角结膜炎;③擦拭眼泪的正确方法是向上,以防止加重外翻;④注意用眼卫生,养成良好习惯,不能用脏手、脏手帕擦眼泪。

(四)保持口腔清洁防止牙周炎

由于患侧面肌瘫痪,进食时食物残渣常停留于患侧颊齿间,故应注意口腔卫生。①经常漱口,必要时使用消毒漱口液;②正确使用刷牙方法,应采用"短横法或竖转动法"两种方法,以去除菌斑及食物残片;③牙齿的邻面与间隙容易堆积菌斑而发生牙周炎,可用牙线紧贴牙齿颈部,然后在邻面做上下移动,每个牙齿4~6次,直至刮净;④牙龈乳头萎缩和齿间空隙大的情况下可用牙签沿着牙龈的形态线平行插入,不宜垂直插入,以免影响美观和功能。

(五)家庭护理

1.注意面部保暖

夏天避免在窗下睡觉,冬天迎风乘车要戴口罩,在野外作业时注意面部及耳后的保护。耳后及病侧面部给予温热敷。

2.平时加强身体锻炼

增强抗风寒侵袭的能力,积极治疗其他炎性疾病。

3.瘫痪面肌锻炼

因面肌瘫痪后常松弛无力,患者自己可对着镜子用手掌贴于瘫痪的面肌上做环形按摩,每天3～4次,每次15分钟,以促进血液循环,并可减轻患者面肌受健侧的过度牵拉。当神经功能开始恢复时,鼓励患者练习病侧的单个面肌的随意运动,以促进瘫痪肌的早日康复。

第三节 三叉神经痛

三叉神经痛是指三叉神经分布范围内反复发作的短暂性剧烈疼痛,分为原发性和继发性两种。前者病因未明,可能是某些致病因素使三叉神经脱髓鞘而产生异位冲动或伪突触传递。继发性三叉神经痛的常见原因有鼻咽癌颅底转移、中颅窝脑膜瘤、听神经瘤、半月节肿瘤、动脉瘤压迫、颅底骨折、脑膜炎、颅底蛛网膜炎、三叉神经节带状疱疹病毒感染等。

一、病因和发病机制

近年来由于显微血管减压术的开展,多数学者认为三叉神经痛的病因是邻近血管压迫了三叉神经根所致。绝大部分为小脑上动脉从三叉神经根的上方或内上方压迫了神经根,少数为小脑前下动脉从三叉神经根的下方压迫了神经根。血管对神经的压迫,使神经纤维挤压在一起,逐渐使其发生脱髓鞘改变,从而引起相邻纤维之间的短路现象,轻微的刺激即可形成一系列的冲动通过短路传入中枢,引起一阵阵剧烈的疼痛。

二、临床表现

患者多在40岁以上,女性略多于男性,多为单侧发病。突发闪电样、刀割样、钻顶样、烧灼样剧痛,严格限三叉神经感觉支配区内,伴有面部抽搐,又称"痛性抽搐",每次发作持续数秒钟至1~2分钟即骤然停止,间歇期无任何疼痛。在疲劳或紧张时发作较频繁。

三、治疗原则

对于三叉神经痛患者,无论是原发性或继发性,在未明确病因或难以查出病因的情况下均可用药物治疗或封闭治疗,以缓解症状,倘若一旦确诊病因,应针对病因治疗,除非因高龄、身患严重疾病等因素难以接受者或病因祛除治疗后仍疼痛发作,可继续采用药物治疗或封闭疗法。若服药不良反应大者也可先选择封闭疗法。

四、治疗

(一)药物治疗

三叉神经痛的药物治疗主要用于患者发病初期或症状较轻者。经过一段时间的药物治疗,部分患者可达到完全治愈或症状得到缓解,表现在发作程度减轻、发作次数减少。

目前应用最广泛的、最有效的药物是抗癫痫药。在用药方面应根据患者的具体情况进行具体分析,各药可单独使用,也可互相联合应用。在采用药物治疗过程中,应特别注意各种药物的不良反应,联合应用,或进行必要的检测,以免发生不良反应。

1.卡巴西平

卡马西平也称痛痉宁、痛可宁等。该药对三叉神经脊束核及丘脑中央内侧核部位的突触传导有显著的抑制作用。用药达到有效治疗量后多数患者于24小时内发作性疼痛即消失或明显减轻。有文献报道,卡马西平可使70%以上的患者完全止痛,20%的患者疼痛缓解,此药需长期服用才能维持疗效,多数患者在停药后疼痛再现。不少患者服药后疗效有时会逐渐下降,需加大剂量。此药不能根治三叉神经痛,复发者再次服用仍有效。

用法与用量:口服开始时一次0.1~0.2 g,每天1~2次,然后逐天增加0.1 g。每天最大剂量不超过1.6 g,取得疗效后,可逐天逐次地减量,维持在最小有效量。如最大剂量应用2周后疼痛仍不消失或减轻时,则应停止服用,改用其他药物或治疗方法。

不良反应有眩晕、嗜睡、步态不稳、恶心,数天后消失,偶有白细胞计数减少、皮疹,可停药。

2.苯妥英钠

苯妥英钠为一种抗癫痫药,在未开始应用卡马西平之前,该药曾被认为是治疗三叉神经痛的首选药物,本药疗效不如卡马西平,止痛效果不完全,长期使用止痛效果减弱,因此,目前已被列为第二位选用药物。

本品主要通过增高周围神经对电刺激的兴奋阈值及抑制脑干三叉神经脊髓束的突触间传导而起作用。其疗效仅次于卡马西平,文献报道有效率为88%～96%,但需长期用药,停药后易复发。

用法与用量:成人开始时每次 0.1 g,每天 3 次口服。如用药后疼痛不见缓解,可加大剂量到每天0.2 g,每天 3 次,但最大剂量不超过 0.8 g/d。取得疗效后再逐渐递减剂量,以最小量维持。肌内注射或静脉注射:一次 0.125～0.25 g,每天总量不超过 0.5 g。临用时用等渗盐水溶解后方可使用。

不良反应为长期服用该药或剂量过大,可出现头痛、头晕、嗜睡、共济失调及神经性震颤等。一般减量或停药后可自行恢复。本药对胃有刺激性,易引起厌食、恶心、呕吐及上腹痛等症状。饭后服用可减轻上述症状。长期服用可出现黏膜溃疡,多见于口腔及生殖器,并可引起牙龈增生,同时服用钙盐及抗过敏药可减轻。苯妥英钠还可引起白细胞计数减少、视力减退等症状。大剂量静脉注射时,可引起心肌收缩力减弱、血管扩张、血压下降,严重时可引起心脏传导阻滞,心脏骤停。

3.氯硝地西泮

本药为抗癫痫药,对三叉神经痛也有一定疗效。服药 4～12 天,血浆药浓度达到稳定水平,为30～60 μg/mL。口服氯硝地西泮后,30～60 分钟作用逐渐显著,维持 6～8 小时,一般在最初 2 周内可达最大效应,其效果次于卡马西平和苯妥英钠。

用法与用量:氯硝地西泮药效强,开始 1 mg/d,分 3 次服,即可产生治疗效果。而后每 3 天调整药量0.5～1 mg,直至达到满意的治疗效果,至维持剂量为3～12 mg/d。最大剂量为20 mg/d。

不良反应有嗜睡、行为障碍、共济失调、眩晕、言语不清、肌张力低下等,对肝、肾功能也有一定的损害,有明显肝脏疾病的患者禁用。

4.山莨菪碱(654-2)

山莨菪碱是从我国特产茄科植物山莨菪中提取的一种生物碱,其作用与阿托品相似,可使平滑肌松弛,解除血管痉挛(尤其是微血管),同时具有镇痛作用。本药对治疗三叉神经痛有一定疗效,近期效果满意,据文献报道其有效率为

76.1％～78.4％,止痛时间一般为 2～6 个月,个别达5 年之久。

用法与用量。①口服:每次 5～10 mg,每天 3 次,或每次 20～30 mg,每天 1 次。②肌内注射:每次10 mg,每天 2～3 次,待疼痛减轻或疼痛发作次数减少后改为每次 10 mg,每天 1 次。

不良反应有口干、面红、轻度扩瞳、排尿困难、视近物模糊及心率增快等反应。以上反应多在1～3小时消失,长期用药不会蓄积中毒。有青光眼和心脏病的患者忌用。

5.巴氯芬

巴氯芬是抑制性神经递质 γ 氨基丁酸的类似物,临床实验研究表明本药能缓解三叉神经痛。用法:巴氯芬开始每次 10 mg,每天 3 次,隔天增加每天 10 mg,直到治疗的第2周结束时,将用量递增至每天 60～80 mg。每天平均维持量:单用者为50～60 mg,与卡马西平或苯妥英钠合用者为 30～40 mg。文献报道,治疗三叉神经痛的近期疗效,巴氯芬与卡马西平几乎相同,但远期疗效不如卡马西平,巴氯芬与卡马西平或苯妥英钠均具有协同作用,且比卡马西平更安全,这一特点使巴氯芬在治疗三叉神经痛方面颇受欢迎。

6.麻黄碱

本药可以兴奋脑啡肽系统,因而具有镇痛作用,其镇痛程度为吗啡的 1/12～1/7。用法:每次 30 mg,肌内注射,每天 2 次。甲状腺功能亢进症、高血压、动脉硬化、心绞痛等患者禁用。

7.硫酸镁

本药在眶上孔或眶下孔注射可治疗三叉神经痛。

8.维生素 B_{12}

文献报道,用大剂量维生素 B_{12},对治疗三叉神经痛确有较好疗效。方法:维生素 B_{12} 4 000 μg 加维生素 B_1 200 mg 加 2％普鲁卡因 4 mL 对准扳机点做深浅上下左右四点式注药,对放射的始端做深层肌下进药,放射的终点做浅层四点式进药,药量可根据疼痛轻重适量进入。但由于药物作用扳机点可能变位,治疗时可酌情根据变位更换进药部位。

9.哌咪清(匹莫齐特)

文献报道,用其他药物治疗无效的顽固性三叉神经痛患者使用本药有效,且其疗效明显优于卡马西平。开始剂量为每天 4 mg,逐渐增加至每天 12～14 mg,分2 次服用。不良反应以锥体外系反应较常见,也可有口干、无力、失眠等。

10.维生素 B$_1$

维生素 B$_1$ 在神经组织蛋白合成过程中起辅酶作用,参与胆碱代谢,其止痛效果差,只能作为辅助药物。用法与用量:①肌内注射 1 mg/d,每天 1 次,10 天后改为 2～3 次/周,持续 3 周为 1 个疗程。②三叉神经分支注射:根据疼痛部位可做眶上神经、眶下神经、上颌神经和下颌神经注射。剂量为每次 500～1 000 μg,每周2～3 次。③穴位注射:每次 25～100 μg,每周 2～3 次。常用颊车、下关、四白及阿是穴等。

11.激素

原发性三叉神经痛和继发性三叉神经痛的病例,其病理改变在光镜和电镜下都表现为三叉神经后根有脱髓鞘改变。在临床治疗中发现,许多用卡马西平、苯妥英钠等治疗无效的患者,改用泼尼松、地塞米松等治疗有效。这种激素治疗的原理与治疗脱髓鞘疾病相同,利用激素的免疫抑制作用达到治疗三叉神经痛的目的。由于各学者报道的病例少,只是对一部分卡马西平、苯妥英钠治疗无效者应用有效,其长期效果和机制有待进一步观察。剂量与用量:①泼尼松(去氧可的松),每次 5 mg,每天 3 次。②地塞米松,每次 0.75 mg,每天 3 次。注射剂:每支5 mg,每次 5 mg,每天 1 次,肌内或静脉注射。

(二)神经封闭法

神经封闭法主要包括三叉神经半月节及其周围支乙醇封闭术和半月节射频热凝法,其原理是通过乙醇的化学作用或热凝的物理作用于三叉神经纤维,使其发生坏变,从而阻断神经传导达到止痛目的。

1.三叉神经乙醇封闭法

采用封闭法时用的乙醇浓度一般在 80%左右(因封闭前注入局麻,故常用98%浓度)。

(1)眶上神经封闭:适用于三叉神经第一支痛。方法为患者取坐或卧位,位于眶上缘中内 1/3 交界处触及切迹,皮肤消毒及局麻后,用短细针头自切迹刺入皮肤直达骨面,找到骨孔后刺入,待患者出现放射痛时,先注入 2%利多卡因0.5～1 mL,待眶上神经分布区针感消失,再缓慢注入乙醇 0.5 mL 左右。

(2)眶下神经封闭:在眶下孔封闭三叉神经上颌支的眶下神经,适用于三叉神经第二支痛(主要疼痛局限在鼻旁、下眼睑、上唇等部位)。方法为患者取坐或卧位,位于距眶下缘约 1 cm,距鼻中线 3 cm,触及眶下孔处,该孔走向与矢状面成 40°～45°,长约 1 cm,故穿刺时针头由眶下孔做 40°～45°向外上、后进针,深度不超过 1 cm,患者出现放射痛时,以下操作同眶上神经封闭。

(3)后上齿槽神经封闭:在上颌结节的后上齿槽孔处进行,适用于三叉神经第二支痛(痛区局限在上白齿及其外侧黏膜者)。方法为患者取坐或卧位,头转向健侧,穿刺点在颧弓下缘与齿槽嵴成角处,即相当于过眼眶外缘的垂线与颧骨下缘相交点,局部消毒后,先用左手指将附近皮肤向下前方拉紧,继之以 4~5 cm 长穿刺针自穿刺点稍向后上方刺入直达齿槽嵴的后侧骨面,然后紧贴骨面缓慢深入 2 cm 左右,即达后上齿槽孔处,先注入 2%利多卡因,后注入乙醇。

(4)颏神经封闭:在下颌骨的颏孔处进行,适用于三叉神经第三支痛(主要局限在颏部、下唇)。方法为在下颌骨上、下缘间之中点相当于咬肌前缘和颏正中线之间找到颏孔,然后自后上方并与皮肤成 45°角向前下进针刺入骨面,插入颏孔,以下操作同眶上神经封闭。

(5)上颌神经封闭:适用于三叉神经第二支痛(痛区广泛及眶下神经封闭失效者)。上颌神经主干自圆孔穿出颅腔至翼腭窝。方法常用侧入法:穿刺点位于眼眶外缘至耳道间连线中点下方,穿刺针自该点垂直刺入深约 4 cm,触及翼突板,继之退针 2 cm 左右稍改向前方 15°角重新刺入,滑过翼板前缘,再深入0.5 cm即入翼腭窝内,患者有放射痛时,回抽无血后,先注入 2%利多卡因,待上颌部感觉麻后,注入乙醇 1 mL。

(6)下颌神经封闭:适用于三叉神经第三支痛(痛区广泛及眶下神经封闭失效者)。下颌神经主干自卵圆孔穿出。方法常用侧入法,穿刺点同上颌神经穿刺点,垂直进针达翼突板后,退针 2 cm 再改向上后方 15°角进针,患者出现放射痛后,注药同上颌神经封闭。

(7)半月神经节封闭:适用于三叉神经第二、三支痛或三叉神经第一、二、三支痛,方法常用前入法:穿刺点在口角上方及外侧约 3 cm 处,自该点进针,方向后、上、内即正面看应对准向前直视的瞳孔,从侧面看朝颧弓中点,约进针 5 cm 处达颅底触及试探,当刺入卵圆孔时,患者即出现放射痛(下颌区),则再推进0.5 cm,上颌部也出现剧痛即确入半月节内。回抽无血、无脑脊液,先注入 2%利多卡因0.5 mL同侧面部麻木后,再缓慢注入乙醇 0.5 mL。

以上乙醇封闭法的治疗效果差异较大,短者数月,长者可达数年。复发者可重复封闭,但难以根治。

2.三叉神经半月节射频热凝法

该法首先由 Sweat(1974 年)提出,它通过穿刺半月节插入电极后用电刺激确定电极位置,从而有选择地用射频温控定量灶性破坏法,达到止痛目的。方法如下。

（1）半月节穿刺：同半月节封闭术。

（2）电刺激：穿入成功后，插入电极通入 0.2～0.3 V，用 50～75 w/s 的方波电流，这时患者感觉有刺激区的蚁行感。

（3）射频温探破坏：电刺激准确定位后，打开射频发生器，产生射频电场，此时为进一步了解电极位置，可将温度控制在 42～44 ℃，这种电流可造成可逆性损伤并刺激产生疼痛，一旦电极位置无误，则可将温度增高，每次 5 ℃，增高至 60～80 ℃，每次 30～60 秒，在破坏第一支时，则稍缓慢加热并检查角膜反射。此方法有效率为 85％左右，但仍复发而不能根治。

五、护理

（一）护理评估

1.健康史评估

（1）原发性三叉神经痛是一种病因尚不明确的疾病。但三叉神经痛可继发于脑桥、小脑脚占位病变压迫三叉神经，以及多发性硬化等。因此，应询问患者是否患有多发性硬化，检查有无占位性病变，每次面部疼痛有无诱因。

（2）评估患者年龄：此病多发生于中老年人。40 岁以上起病者占 70％～80％，女性患者多于男性患者，比例为 3∶1。

2.临床观察与评估

（1）评估疼痛的部位、性质、程度、时间：疼痛通常无预兆，大多数患者疼痛部位在单侧，开始和停止都很突然，间歇期可完全正常。疼痛发作表现为电击样、针刺样、刀割样或撕裂样的剧烈疼痛，每次数秒至 2 分钟。疼痛以面颊、上下颌及舌部最为明显；口角、鼻翼、颊部和舌部为敏感区。轻触即可诱发，称为扳机点。当碰及触发点如洗脸、刷牙时疼痛发作，或当咀嚼、呵欠和讲话等动作引起疼痛，以致患者不敢做这些动作，表现为面色憔悴、精神抑郁和情绪低落。

（2）严重者伴有面部肌肉的反复性抽搐、口角牵向患侧，称为痛性抽搐。并可伴有面部发红、皮温增高、结膜充血和流泪等。严重者可昼夜发作，夜不成眠或睡后痛醒。

（3）病程可呈周期性。每次发作期可为数天、数周或数月不等；缓解期也可数天至数年不等。病程越长，发作越频繁越重。神经系统检查一般无阳性体征。

（4）心理评估：使用焦虑量表评估患者的焦虑程度。

(二)患者问题

1.疼痛

疼痛主要由于三叉神经受损引起面颊、上下颌及舌疼痛。

2.焦虑

焦虑与疼痛反复、频繁发作有关。

(三)护理目标

(1)患者自感疼痛减轻或缓解。

(2)患者自述舒适感增加,焦虑症状减轻。

(四)护理措施

1.治疗护理

(1)药物治疗:原发性三叉神经痛首选卡马西平治疗。其不良反应为头晕、嗜睡、口干、恶心、皮疹、再生障碍性贫血、肝功能损害、智力和体力衰弱等。护理人员必须注意观察,每1~2个月复查肝功能和血常规。患者偶有皮疹、肝功能损害和白细胞计数减少,需停药;也可按医师建议单独或联合使用苯妥英钠、氯硝地西泮、巴氯芬、野木瓜等治疗。

(2)封闭治疗:三叉神经封闭治疗是注射药物于三叉神经分支或三叉神经半月节上,阻断其传导,导致面部感觉丧失,获得一段时间的止痛效果。注射药物有无水乙醇、甘油等。封闭术的止痛效果往往不够满意,远期疗效较差,还有可能引起角膜溃疡、失明、颅神经损害、动脉损伤等并发症,且对三叉神经第1支疼痛不适用。但对全身状况差不能耐受手术的患者和为手术创造条件的过渡性治疗来说仍有一定的价值。

(3)经皮选择性半月神经节射频电凝治疗:在 X 线监视下或经 CT 导向将射频电极针经皮插入半月神经节,通电加热至 $65\sim75$ ℃维持 1 分钟,可选择性地破坏节后无髓鞘的传导痛温觉的 Aβ 和 C 细纤维,保留有髓鞘的传导触觉的 Aα 和粗纤维,疗效可达 90% 以上,但有面部感觉异常、角膜炎、咀嚼无力、复视和带状疱疹等并发症。长期随访复发率为 21%~28%,但重复应用仍有效。本方法尤其适用于年老体弱不适合手术治疗的患者、手术治疗后复发者,以及不愿意接受手术治疗的患者。

射频电凝治疗后并发症的观察护理:观察患者的恶心、呕吐反应,随时处理污物,遵医嘱补液补钾;询问患者有无局部皮肤感觉减退,观察其是否有同侧角膜反射迟钝、咀嚼无力、面部异样等不适感觉,并注意给患者进餐软食,洗脸水温要适宜。如有术中穿刺方向偏内、偏深误伤视神经引起视力减退和复视等并发症,应积极遵医嘱给予治疗,并防止患者活动摔伤、碰伤。

(4)外科治疗。①三叉神经周围支切除及抽除术:两者手术较简单,因神经再生而容易复发,故有效时间短,目前较少采用,仅限于第1支疼痛者暂且使用。②三叉神经感觉根切断术:经枕下入路三叉神经感觉根切断术,三叉神经痛均适用此种入路,手术操作较复杂、手术危险性大、术后反应较多;但常可发现病因,可很好保护运动根及保留部分面部和角膜触觉,复发率低,至今仍广泛使用。③三叉神经脊束切断术:此手术危险性太大,术后并发症严重,现很少采用。④微血管减压术:已知有85%～96%的三叉神经痛患者是由于三叉神经根存在血管压迫所致,用手术方法将压迫神经的血管从三叉神经根部移开,疼痛则会消失,这就是微血管减压术,因为微血管减压术是针对三叉神经痛的主要病因进行治疗,去除血管对神经的压迫后,约90%的患者疼痛可以完全消失,面部感觉完全保留,而达到根治的目的。微血管减压术可以保留三叉神经功能,运用显微外科技术进行手术,减小了手术创伤,很少遗留永久性神经功能障碍;术中手术探查可以发现引起三叉神经痛的少见病因,如影像学未发现的小肿瘤、蛛网膜增厚及粘连等,因而成为原发性三叉神经痛的首选手术治疗方法。

三叉神经微血管减压术的手术适应证:正规药物治疗一段时间后,药物效果不明显或疗效明显减退的患者;药物过敏或严重不良反应不能耐受者;疼痛严重,影响工作、生活和休息者。

微血管减压术治疗三叉神经痛的临床有效率为90%～98%,影响其疗效的因素很多,其中压迫血管的类型、神经受压的程度及减压方式的不同对其临床治疗和预后的判断有着重要的意义。微血管减压术治疗三叉神经痛也存在5%～10%的复发率,术者的不同和手术方法的不同差异很大。研究表明,患者的性别、年龄、疼痛的支数、疼痛部位、病程、近期疗效及压迫血管的类型可能与复发存在一定的联系。导致三叉神经痛术后复发的主要原因:①病程大于8年;②静脉为压迫因素;③术后无即刻症状消失者。三叉神经痛复发最多见于术后2年内,2年后复发率明显降低。

2.心理支持

由于本病为突然发作的反复的阵发性剧痛,易出现精神抑郁和情绪低落等表现,护士应关心、理解、体谅患者,帮助其减轻心理压力,增强战胜疾病的信心。

3.健康教育

指导患者生活有规律,合理休息、娱乐;鼓励患者运用指导式想象、听音乐、阅读报刊等分散注意力,消除紧张情绪。

呼吸内科疾病护理

第一节　支气管扩张

支气管扩张是由于急、慢性呼吸道感染和支气管阻塞后,反复发生支气管炎症,致使支气管壁结构破坏,引起的支气管异常和持久性扩张。主要症状为慢性咳嗽,咳大量脓性痰和/或反复咯血。

一、病因与发病机制

(一)支气管-肺组织感染和支气管阻塞

(1)支气管-肺组织感染包括细菌、真菌、分枝杆菌、病毒感染等。

(2)支气管阻塞包括外源性压迫、肿瘤、异物、黏液阻塞等,可导致肺不张。两者相互影响,促使支气管扩张的发生和发展。

继发于肺结核的支气管扩张多见于上肺叶;继发于支气管肺组织感染病变的支气管扩张常见于下肺,尤以左下肺多见。

(二)先天性发育障碍和遗传因素

原发性免疫缺陷病或继发性免疫缺陷病、先天性疾病(α_1-抗胰蛋白酶缺乏、纤毛缺陷、囊性纤维化)、先天性结构缺损(黄甲综合征、软骨缺陷)、移植术后并发症等会损伤宿主气道清除机制和防御功能,使其清除分泌物的能力下降,易发生感染和炎症。

(三)支气管外部的牵拉作用

肺组织的慢性感染或结核病灶愈合后的纤维组织牵拉,也可导致支气管扩张。

二、临床表现

(一)症状

持续或反复的咳嗽、咳痰或咳脓痰(痰量估计:轻度,少于 10 mL/d;中度,10~150 mL/d;重度,多于 150 mL/d),反复咯血,如有反复肺部感染,可出现发热、乏力、食欲缺乏等慢性感染中毒症状。感染时痰液静置后分层:上层为泡沫、下悬脓性成分,中层为混浊黏液,下层为坏死组织沉淀物。如患者仅以反复咯血为唯一症状则为干性支气管扩张。

(二)体征

早期或干性支气管扩张患者肺部体征可无异常,病变重或继发感染时,在下胸部、背部可闻及固定而持久的局限性粗、湿啰音,有时可闻及哮鸣音,部分患者伴有杵状指(趾)。出现肺气肿、肺源性心脏病等并发症时有相应体征。

三、辅助检查

(一)实验室检查

痰液检查显示含有丰富的中性粒细胞、多种微生物,痰涂片及细菌培养结果可指导抗生素治疗。

(二)影像学检查

胸部 X 线检查示囊状支气管扩张的气道表现为显著的囊腔,纵切面可显示"双轨征",横切面可显示"环形阴影",并可见气道壁增厚。胸部计算机断层扫描(computed tomography,CT)检查横断显示扩张的支气管。

(三)其他检查

纤维支气管镜检查有助于发现患者的出血、扩张或阻塞部位。肺功能检查可以证实有弥漫性支气管扩张或相关的阻塞性肺病导致的气流受限。

四、治疗

支气管扩张症的治疗原则是保持呼吸道通畅、控制感染、改善气流受限、处理咯血、积极治疗基础疾病,必要时行手术治疗。

五、护理措施

(一)一般护理

(1)保持口腔清洁,指导患者咳嗽后、进食前后漱口。备好痰杯,记录痰量。

咯血患者根据出血情况,备好负压吸引装置。

(2)卧位与休息:患者取舒适体位或坐位,护士指导患者进行有效咳嗽、咳痰。咯血患者取侧卧位或半卧位,头偏向一侧。

(二)饮食护理

给予患者高热量、高蛋白质、富含维生素的饮食,避免进食冰冷食物诱发咳嗽,少食多餐,保证充足的饮水量,每天 1 500 mL 以上。咯血患者宜进食温凉软食,避免食用过硬食物。

(三)保持呼吸道通畅

评估患者状态行体位引流,即利用重力作用促进呼吸道分泌物流入气道,排出体外。

(1)引流前做好准备及患者的宣教,监测生命体征,听诊肺部明显病变部位,引流前 15 分钟遵医嘱给予患者支气管扩张剂。备好排痰用纸巾或可弃去的一次性容器。

(2)引流体位:根据患者耐受情况,原则上采取抬高病灶部位的体位,使引流支气管开口向下。有利于潴留的分泌物随重力作用流入支气管和气管从而排出。

(3)引流时间:结合患者的状况,每天 1～3 次,每次 15～20 分钟,一般在饭前或清晨。

(4)引流时观察患者有无出汗、脉搏细弱、头晕、疲劳、面色苍白等症状,如患者出现心率超过120 次/分、心律失常、高血压、低血压、眩晕或发绀,立刻停止并通知医师。

(5)引流过程中,指导患者做腹式呼吸,辅以胸部叩击或震荡。

(6)引流结束后协助患者取舒适卧位,漱口,观察痰液性质、颜色、量,做好记录。给予清水或漱口剂漱口,保持口腔清洁,减少呼吸道感染的机会。

(四)用药护理

遵医嘱使用支气管扩张剂、祛痰剂、抗生素等,观察患者用药物后的反应。雾化吸入后协助患者进行叩背排痰、排痰机排痰。支气管扩张剂可改善气流受限并帮助清除分泌物,对伴有气道高反应及可逆性气流受限的患者常有明显疗效。化痰药物,以及振动、拍背及体位引流等胸部物理治疗均有助于清除气道分泌物。为改善分泌物清除,应强调体位引流和雾化吸入乙酰半胱氨酸,后者可降低痰液黏稠度,使痰液液化,易于咳出。

(五)病情观察

监测生命体征,观察咳嗽,痰液的量、颜色、气味和黏稠度,与体位的关系,痰液静置后是否有分层现象,记录 24 小时痰液排出量。观察咯血的颜色、性质、量。注意患者是否有发热、乏力、贫血等全身症状,患者在病情严重时可有发绀、气促等表现。对大咯血及意识不清的患者,观察有无窒息征象。

(六)健康指导

(1)指导患者学会有效咳嗽,通过胸部叩击、雾化吸入、体位引流的方法,保持引流通畅。戒烟、避免烟雾和灰尘刺激。

(2)预防感冒、合理饮食、增强机体抵抗力、建立良好生活习惯、劳逸结合,必要时可给予预防接种。一旦发现症状加重,及时就医。

(3)学会感染、咯血等症状的监测,记录每天痰量,观察痰液的颜色、咳痰的难易程度,早期发现感染征兆,如痰量增加,脓性成分增多,应及时就诊。

(4)有低氧的患者,指导其正确进行家庭氧疗。

第二节 支气管哮喘

支气管哮喘简称哮喘,是气道的一种慢性变态反应性炎症性疾病。气道炎症由多种炎症细胞、气道结构细胞和细胞组分参与。这种炎症常伴随引起气道反应性增强和出现广泛多变的可逆性气流受限,并引起反复发作性的喘息、气急、胸闷和/或咳嗽等症状,常在夜间和/或清晨发作、加剧,多数患者可自行缓解或经治疗缓解。

一、病因与发病机制

(一)病因

1.遗传因素

哮喘患者亲属患病率高于群体患病率,且亲缘关系越近,患病率越高,具有家族积聚现象;患者病情越严重,其亲属患病率也越高。

2.环境因素

环境因素主要包括室内变应原(尘螨、家养宠物、蟑螂)、室外变应原(花粉、真菌)、职业性变应原(油漆、饲料、活性染料)、食物(鱼、虾、蟹、蛋类、牛奶)、药物(普萘洛尔、阿司匹林、抗生素),以及非变应原性因素,如气候变化、运动、吸烟、肥胖、妊娠、胃食管反流等。

(二)发病机制

气道免疫-炎症机制、神经调节机制及其相互作用。

二、临床表现

(一)症状

(1)发作性伴有哮鸣音的呼气性呼吸困难或发作性胸闷和咳嗽。严重者可呈坐位或端坐呼吸,干咳或咳大量白色泡沫痰,甚至出现发绀等症状。"日轻夜重"是哮喘的特征之一。

(2)以咳嗽为唯一症状称为咳嗽变异性哮喘;运动时出现上述症状称为运动性哮喘;以胸闷为唯一症状的称为胸闷变异性哮喘。

(二)体征

发作时胸部呈过度充气状态,双肺可闻及广泛的哮鸣音,呼气音延长。但在轻度哮喘或非常严重哮喘发作时,哮鸣音可不出现,表现为"沉默肺"。

(三)并发症

气胸、纵隔气肿、肺不张,长期反复发作和感染可并发慢性支气管炎、肺气肿、支气管扩张症、间质性肺炎、肺纤维化和肺源性心脏病。

三、辅助检查

(一)实验室检查

1.痰液

痰涂片可见较多嗜酸性粒细胞。

2.血气分析

严重发作时表现为呼吸性碱中毒。如重症哮喘,病情进一步发展,气道阻塞严重,表现为呼吸性酸中毒;如缺氧明显,可合并代谢性酸中毒。

3.特异性变应原的检测

血液、皮肤点刺、吸入变应原试验有助于病因诊断。

(二)胸部 X 线/CT 检查

哮喘发作早期可见两肺透亮度增加,呈过度充气状态,如并发感染,可见肺纹理增加及炎性浸润阴影。

(三)呼吸功能检查

1.通气功能

哮喘发作时有关呼气流速度全部指标均显著下降。

2.支气管激发试验

支气管激发试验只适用于第1秒用力呼气量在正常预计值的70%以上的患者。激发试验阳性:第1秒用力呼气量下降≥20%。常用吸入激发剂为醋甲胆碱、组胺。

3.支气管舒张试验

支气管舒张试验用于测定气道可逆性。舒张试验阳性:①第1秒用力呼气量较用药前增加≥12%,且其绝对值增加≥200 mL。②呼气流速峰值较治疗前增加60 L/min或≥20%。常用吸入型的支气管扩张剂有沙丁胺醇、特布他林等。

4.呼气流速峰值及其变异率测定

发作时呼气流速峰值下降。气道气流受限可逆性改变的特点:昼夜或24小时内呼气流速峰值变异率≥20%。

四、治疗

防治哮喘最有效的方法是找到引起哮喘发作的变应原或其他非特异刺激因素,并立即脱离。使用控制和缓解哮喘发作的药物,如糖皮质激素、β₂受体激动剂、茶碱类、抗胆碱药、白三烯调节剂、抗免疫球蛋白E抗体等,还可采取特异性和非特异性免疫疗法,进行积极的哮喘管理,早日控制哮喘症状,提高患者生活质量。

哮喘治疗的目标是长期控制症状、预防未来风险的发生,即在使用最小有效剂量药物治疗或不用药物的基础上,使患者与正常人一样生活、学习和工作。

五、护理措施

(一)一般护理

(1)室内环境舒适、安静、冷暖适宜。保持室内空气流通,避免患者接触变应原,如花草、尘螨、花露水、香水等,扫地和整理床单位时可请患者室外等候,或采取湿式清洁方法,避免尘埃飞扬。病房避免使用皮毛、羽绒或蚕丝织物等。

(2)卧位与休息:急性发作时协助患者取坐位或半卧位,以增加舒适度,利于膈肌的运动,缓解呼气性呼吸困难。为端坐呼吸的患者提供床旁桌支撑,以减少体力消耗。

(二)饮食护理

大约 20％的成年患者和 50％的患儿是因不适当饮食而诱发或加重哮喘,因此应给予患者营养丰富、清淡、易消化、无刺激的食物。若能找出与哮喘发作有关的食物,如鱼、虾、蟹、蛋类、牛奶等应避免食用。某些食物添加剂如酒石黄、亚硝酸盐可诱发哮喘发作,应引起注意。

(三)用药护理

治疗哮喘的药物分为控制性药物和缓解性药物。控制性药物指需要长期每天规律使用的药物,主要用于治疗气道慢性炎症,达到哮喘临床控制目的;缓解性药物指按需使用的药物,能迅速解除支气管痉挛,从而缓解哮喘症状。哮喘发作时禁用吗啡和大量镇静剂,以免抑制呼吸。

1.糖皮质激素

糖皮质激素简称激素,是目前控制哮喘最有效的药物。激素给药途径包括吸入、口服、静脉应用等。吸入性糖皮质激由于其局部抗感染作用强、起效快、全身不良反应少(黏膜吸收,少量进入血液),是目前哮喘长期治疗的首选药物。常用药物有布地奈德、倍氯米松等。通常需规律吸入 $1\sim2$ 周方能控制。吸药后嘱患者清水含漱口咽部,可减少不良反应的发生。长期吸入较大剂量激素者,应注意预防全身性不良反应。布地奈德雾化用混悬液制剂,经压缩空气泵雾化吸入,起效快,适用于轻度、中度哮喘急性发作的治疗。吸入激素无效或需要短期加强治疗的患者可采用泼尼松和泼尼松龙等口服制剂,症状缓解后逐渐减量,然后停用或改用吸入剂。不主张长期口服激素用于维持哮喘控制的治疗。口服用药宜在饭后服用,以减少对胃肠道黏膜的刺激。重度或严重哮喘发作时应及早静脉给予激素,可选择琥珀酸氢化可的松或甲泼尼龙。无激素依赖倾向者,可在 $3\sim5$ 天停药;有激素依赖倾向者应适当延长给药时间,症状缓解后逐渐减量,然后改口服或吸入剂维持。

2.β_2 肾上腺素受体激动剂

短效 β_2 肾上腺素受体激动剂为治疗哮喘急性发作的首选药物。有吸入、口服和静脉注射三种制剂,首选吸入给药。常用药物有沙丁胺醇和特布他林。吸入剂包括定量气雾剂、干粉剂和雾化溶液。短效 β_2 肾上腺素受体激动剂应按需间歇使用,不宜长期、单一大剂量使用,因为长期应用可引起 β_2 受体功能下降和气道反应性增高,出现耐药性。主要不良反应有心悸、骨骼肌震颤、低钾血症等。长效 β₂ 肾上腺素受体激动剂与吸入性糖皮质激素联合是目前最常用的哮喘控制性药物。常用的有普米克都保(布地奈德/福莫特罗干粉吸入剂)、舒利迭(氟替卡松/沙美特罗干粉吸入剂)。

3.茶碱类

茶碱类具有增强呼吸肌力量及增强气道纤毛清除功能等作用,可以起到舒张支气管和气道抗感染的作用,还可以具有强心、利尿、扩张冠状动脉、兴奋呼吸中枢等作用,是目前治疗哮喘的有效药物之一。氨茶碱和缓释茶碱是常用的口服制剂,尤其后者适用于夜间哮喘症状的控制。静脉给药主要用于重症和危重症哮喘。注射茶碱类药物应限制注射浓度,速度不超过 0.25 mg/(kg·min),以防不良反应发生。其主要不良反应包括恶心、呕吐、心律失常、血压下降及尿多,偶可兴奋呼吸中枢,严重者可引起抽搐乃至死亡。由于茶碱的"治疗窗"窄及茶碱代谢存在较大个体差异,有条件的医院应在用药期间监测患者血药浓度。发热、妊娠、小儿或老年患者,以及患有肝、心、肾功能障碍和甲状腺功能亢进者尤须慎用。合用西咪替丁、喹诺酮类、大环内脂类药物等可影响茶碱代谢而使其排泄减慢,尤应观察其不良反应的发生。

4.胆碱 M 受体拮抗剂

胆碱 M 受体拮抗剂分为短效(维持 4～6 小时)和长效(维持 24 小时)两种制剂。异丙托溴铵是常用的短效制剂,常与 β₂ 受体激动剂联合雾化应用,代表药为可比特(异丙托溴铵/沙丁胺醇)。少数患者可有口苦或口干等不良反应。噻托溴铵是长效选择性 M_1、M_2 受体拮抗剂,目前主要用于哮喘合并慢性阻塞性肺疾病及慢性阻塞性肺疾病患者的长期治疗。

5.白三烯拮抗剂

白三烯拮抗剂通过调节白三烯的生物活性而发挥抗感染作用,同时舒张支气管平滑肌,是目前除吸入性糖皮质激素外唯一可单独应用的哮喘控制性药物,尤其适用于阿司匹林哮喘、运动性哮喘和伴有过敏性鼻炎哮喘患者的治疗。常用药物为孟鲁司特和扎鲁司特。不良反应通常较轻微,主要是胃肠道症状,少数有皮疹、血管性水肿、转氨酶升高,停药后可恢复正常。

(四)病情观察

(1)哮喘发作时,协助患者取舒适卧位,监测生命体征、呼吸频率、血氧饱和度等指标,观察患者是否有喘息、气急、胸闷或咳嗽等症状,是否出现三凹征、辅助呼吸肌参与呼吸运动、语言沟通困难、大汗淋漓等中重度哮喘的表现。当患者出现不能讲话、嗜睡或意识模糊、胸腹矛盾运动、哮鸣音减弱甚至消失、脉率变慢或不规则、严重低氧血症和高碳酸血症时，需转入 ICU 行机械通气治疗。

（2）注意患者有无鼻咽痒、咳嗽、打喷嚏、流涕、胸闷等哮喘早期发作症状，对于夜间或凌晨反复发作的哮喘患者，应注意是否存在睡眠低氧表现，睡眠低氧可以诱发喘息、胸闷等症状。

（五）健康指导

（1）对哮喘患者进行哮喘知识教育，寻找变应原，有效改变环境，避免诱发因素，要贯穿整个哮喘治疗全过程。

（2）指导患者定期复诊、检测肺功能，做好病情自我监测，掌握峰流速仪的使用方法，写哮喘日记。与医师、护士共同制订防止复发、保持长期稳定的方案。

（3）掌握正确吸入技术，如沙丁胺醇气雾剂、信必可都保、舒利迭的使用方法。知晓药物的作用和不良反应的预防。

（4）帮助患者养成规律生活习惯，保持乐观情绪，避免精神紧张、剧烈运动、持续的喊叫等过度换气动作。

（5）熟悉哮喘发作的先兆表现，如打喷嚏、咳嗽、胸闷、喉结发痒等，学会在家中自行监测病情变化并进行评定，学会在哮喘急性发作时进行简单的紧急自我处理方法，如吸入沙丁胺醇气雾剂 1～2 喷、布地奈德 1～2 吸，缓解喘憋症状，尽快到医院就诊。

第三节　肺血栓栓塞症

肺血栓栓塞症（pulmonary thrombo-embolism，PTE）为来自静脉系统或右心的血栓阻塞肺动脉或其分支所致的疾病，以肺循环和呼吸功能障碍为其主要临床表现和病理生理特征。

一、病因与发病机制

PTE 的血栓来源于上、下腔静脉径路或右心腔，其中大部分来源于下肢深静脉。近年来，由于颈内和锁骨下静脉留置导管和静脉内化疗的增加，使来源于上腔静脉径路的血栓较以前有所增多。

(一)危险因素

（1）任何可以导致静脉血液淤滞、静脉系统内皮损伤和血液高凝状态的因素都可使深静脉血栓形成和 PTE 发生的危险性增加。原发性危险因素由遗传变异引起；继发性危险因素是指后天获得的易发生深静脉血栓和 PTE 的多种病理和病理生理改变。

（2）年龄可作为独立的危险因素，随着年龄的增长，深静脉血栓和 PTE 的发病率逐渐增加。

(二)发病机制

外周静脉血栓形成后，如果血栓脱落，即可随静脉血流移行至肺动脉内，形成 PTE。急性肺栓塞发生后，血栓机械性堵塞肺动脉及由此引发的神经、体液因素的作用，可导致呼吸和循环功能的改变，如出现低氧血症、代偿性过度通气（低碳酸血症）或相对性低肺泡通气等。

二、临床表现

(一)症状

1.呼吸困难

不明原因的呼吸困难和气促，活动后明显，为 PTE 最常见的症状。

2.其他表现

胸痛、突发的一过性晕厥、咳嗽、咯血，也可有心悸、腹痛、烦躁不安、惊恐，甚至濒死感。

(二)体征

患者可有发热，以及呼吸系统和循环系统相关体征。

(三)深静脉血栓形成的表现

若存在深静脉血栓，则主要表现为患肢肿胀、周径增粗、疼痛或压痛、皮肤色素沉着，行走后患肢易疲劳或肿胀加重，但半数以上的下肢深静脉血栓患者无自觉症状和明显体征。

(四)临床分型

可按发病缓急分为急性 PTE 和慢性 PTE，急性 PTE 主要表现为循环系统功能衰竭，慢性 PTE 主要表现为肺动脉高压相关临床表现。

三、辅助检查

（一）实验室检查

若血浆 D-二聚体低于 $500 \ \mu g/L$,对 PTE 有重要的鉴别诊断价值。动脉血气分析表现为低氧血症、低碳酸血症。

（二）影像学检查

首选多排 CT 肺血管造影,造影剂过敏者可选用放射性核素肺通气/灌注扫描、磁共振成像。X 线胸片、超声心动图、下肢血管超声等检查也有辅助作用。不明原因的 PTE 患者,应进行隐源性肿瘤筛查。

四、治疗

急症给予对症处理、呼吸循环支持治疗,如无禁忌证给予抗凝治疗,大面积 PTE 病例给予溶栓治疗。常用抗凝药物为肝素和华法林;常用的溶栓药物有尿激酶、链激酶、重组组织型纤溶酶原激活剂等。还可使用肺动脉血栓摘除术、肺动脉导管碎解和抽吸血栓、放置腔静脉滤器等治疗方法。

五、护理措施

（一）一般护理

（1）PTE 急性期患者应绝对卧床休息,一般卧床时间应在充分抗凝的前提下卧床 2~3 周;无明显症状且生活能自理者也应卧床。

（2）患者在进行床上活动时避免突然坐起,并注意不要过度屈曲下肢。

（3）严禁挤压、按摩患肢,防止血栓脱落,造成再次栓塞。

（二）饮食护理

低脂、清淡易消化饮食,保持大便通畅,预防便秘。

（三）用药护理

常用药物包括溶栓药物、抗凝药物、对症治疗药物等。

1.溶栓药物应用护理

（1）密切观察出血征象,如皮肤青紫、穿刺部位出血、血尿、腹部或背部疼痛、严重头痛及意识改变等。

（2）严密监测血压变化,当血压过高时及时通知医师进行适当处理。

（3）建立静脉通路时,避免反复穿刺血管,静脉穿刺部位压迫止血时需加压并延长按压时间。

(4)遵医嘱观察出、凝血时间变化。

2.抗凝药物应用护理

(1)使用肝素或低分子肝素前应定时监测基础活化部分凝血酶时间、凝血酶原时间及血常规;使用普通肝素时,应密切观察出血及肝素诱导的血小板减少症,监测血小板计数。

(2)应用华法林时,定期监测国际标准化比率,以调整剂量。主要不良反应是出血,发生出血时可用维生素 K 拮抗。在应用华法林治疗的前几周还可能引起血管性紫癜,导致皮肤坏死,应密切观察。

3.其他

应用镇静、止痛、止咳等相应的对症治疗措施,注意观察疗效和不良反应。

(四)并发症护理

1.休克

患者心排血量减少可能出现低血压,甚至休克,严密监测生命体征,特别是血压变化,遵医嘱给予静脉输液和使用升压药,记录 24 小时出入量。

2.右心功能不全

监测患者有无明显气促、食欲缺乏、心悸、腹胀等右心功能不全的症状,积极治疗原发病、控制感染、改善缺氧状况、限制水钠摄入,并执行肺源性心脏病护理常规。

3.再栓塞

急性期绝对卧床休息,避免下肢过度屈曲,保持大便通畅,避免用力排便,以防下肢血管内压力突然升高,使血栓再次脱落形成新的危及生命的栓塞;恢复期下肢可进行适当的活动或关节的被动活动。观察局部皮肤的颜色变化,测量和比较双侧下肢周径,以差值>1 cm 为有临床意义。检查是否存在 Homan 征阳性(轻轻按压膝关节并屈膝,踝关节急速背曲时出现腘窝部、腓肠肌疼痛),及时发现下肢深静脉血栓形成的征象。大、小腿周径的测量点分别为髌骨上缘以上15 cm处和髌骨下缘以下 10 cm 处。

(五)病情观察

(1)监测患者的生命体征,特别是呼吸、血氧饱和度、动脉血气、心率等情况,根据缺氧程度选择适当给氧方式,对严重呼吸困难者给予机械通气。

(2)观察患者意识状态,有无烦躁不安、嗜睡、定向力障碍等表现,观察呼吸困难、胸痛等临床症状的改善情况。

（3）观察患者有无右心功能不全的表现,如颈静脉曲张、下肢水肿等。

（4）监测患者的心电变化,警惕各类心律失常的出现。

（六）健康指导

1.疾病预防指导

（1）对存在发生深静脉血栓危险因素的人群,指导其避免增加血液淤滞的行为,如长时间保持坐位特别是坐时跷二郎腿、穿束膝长筒袜、长时间站立不活动等。

（2）对于卧床患者鼓励其床上肢体活动,不能自主活动的患者需进行被动关节活动,病情允许时需协助早期下地活动或走路。不能活动的患者将腿抬高至心脏以上水平,可促进下肢静脉血液回流。

（3）卧床患者可利用机械作用如穿加压弹力抗栓袜等促进下肢静脉血液回流。

（4）指导患者适当增加液体摄入,防止血液浓缩。由于高脂血症、糖尿病等疾病可导致血液高凝状态,指导患者积极治疗原发病。

（5）血栓形成高危患者应遵医嘱服用抗凝剂防止血栓形成。

2.病情监测指导

向患者介绍深静脉血栓和 PTE 的表现。对于长时间卧床患者若出现一侧肢体疼痛、肿胀,应注意深静脉血栓发生的可能;在存在相关发病因素的情况下患者突然出现胸痛、呼吸困难、咯血痰等表现时,应注意 PTE 的可能性,需及时就诊。

第四节　慢性阻塞性肺疾病

慢性阻塞性肺疾病是一种具有气流受限特征的肺部疾病。气流受限不完全可逆,呈进行性发展,但是可以预防和治疗,主要累及肺部,也可以引起肺外各器官的损害。

一、病因与发病机制

（一）个体因素

遗传因素（如 α_1-抗胰蛋白酶缺乏等）、哮喘和气道高反应性是慢性阻塞性肺疾病发病的危险因素。

（二）环境因素

吸烟、职业性粉尘和化学物质、空气污染、生物燃料烟雾、感染。

二、临床表现

（一）症状

本病起病缓慢、病程较长，主要症状是呼吸困难、慢性咳嗽、咳痰、喘息和胸闷，以及其他症状，如体重下降、食欲缺乏等。

（二）体征

早期体征可无异常，随着疾病进展出现桶状胸、呼吸浅快，严重者可有缩唇呼吸、胸腹矛盾运动、前倾坐位等症状；叩诊呈过清音、心浊音界缩小、肺下界和肝浊音界下降；听诊两肺呼吸音减弱，呼气延长，部分患者可闻及干啰音和/或湿啰音。

（三）并发症

慢性阻塞性肺疾病可并发慢性呼吸衰竭、自发性气胸、慢性肺源性心脏病。

三、辅助检查

（一）实验室检查

动脉血气分析早期无异常，随病情进展可出现低氧血症、高碳酸血症、酸碱平衡失调等，可用于判断呼吸衰竭的类型。慢性阻塞性肺疾病并发细菌感染时，白细胞计数升高，核左移。痰培养可能检出病原菌。

（二）影像学检查

早期胸片可无变化，可逐渐出现肺纹理增粗、紊乱等非特异性改变，可出现肺气肿改变，其对慢性阻塞性肺疾病诊断特异性不高，可作为确定肺部并发症及鉴别其他肺部疾病的检查。

（三）肺功能检查

肺功能检查是判断气流受限的主要客观指标。吸入支气管扩张剂后第 1 秒用力呼吸量/用力肺活量＜70％，可确定为持续气流受限。肺总量、功能残气量、残气量升高，肺活量降低，表明肺过度充气。

四、治疗

（一）稳定期治疗

（1）教育与劝导吸烟的患者戒烟，脱离粉尘环境。

（2）药物治疗。①支气管扩张剂：短期应用可以缓解症状，长期规律应用可预防和减轻症状，常选用沙丁胺醇、沙美特罗、异丙托溴铵等定量吸入剂，茶碱缓（控）释片。②祛痰药：盐酸氨溴索或羧甲司坦。③对第 1 秒用力呼气量＜50％预计值并有并发症或反复加重的慢性阻塞性肺疾病患者可规律性吸入糖皮质激素。

（3）长期家庭氧疗可提高慢性阻塞性肺疾病、慢性呼吸衰竭者的生活质量和生存率。目标是在海平面水平、静息状态下、患者动脉血氧分压＞8.0 kPa（60 mmHg）和/或动脉血氧饱和度升至 90％。长期家庭氧疗的指征：①动脉血氧分压≤7.3 kPa（55 mmHg）或动脉血氧饱和度≤88％，有或没有高碳酸血症。②动脉血氧分压 7.3～9.3 kPa（55～70 mmHg）或动脉血氧饱和度＜89％，并有肺动脉高压、心力衰竭所致的水肿或红细胞增多症，持续低流量鼻导管吸氧，1～2 L/min，每天 15 小时以上。

（4）康复治疗：呼吸生理治疗、肌肉训练、营养支持、精神治疗和教育等。

（5）外科治疗：肺大疱切除、肺减容术、支气管镜肺减容术、肺移植术。

（二）急性加重期治疗

根据病情严重程度决定门诊或住院治疗。给予控制性氧疗；给予抗生素、糖皮质激素、支气管扩张剂、祛痰药等药物治疗；对症处理，必要时可使用机械通气治疗。

五、护理措施

（一）一般护理

1.卧位与休息

患者取舒适体位，指导有效咳嗽、咳痰。急性期以休息为主，极重度患者宜采取身体前倾位。

2.持续氧疗

发生低氧血症者可鼻导管吸氧，流量 1～2 L/min，使患者在静息状态下，动脉血氧分压＞8.0 kPa（60 mmHg）和/或动脉血氧饱和度升至 90％，避免吸氧浓度过高而引起二氧化碳潴留现象，加重呼吸衰竭。

（二）饮食护理

结合患者的饮食习惯，给予高蛋白、高维生素、高热量、清淡、易消化的饮食，补充适宜的水分，避免进食产气食物及饮料，以免腹胀，影响呼吸。

(三)用药护理

长期规律吸入糖皮质激素与长效 β_2 肾上腺受体激动剂的复合制剂,联合吸入长效胆碱受体拮抗剂是控制慢性阻塞性肺疾病症状的主要治疗方法。代表药:普米克都保(布地奈德加福莫特罗)、舒利迭(丙酸氟替卡松加沙美特罗)、胆碱 M 受体拮抗剂思力华(噻托溴铵)。有严重喘息症状者可给予雾化吸入治疗,如短效 β_2 肾上腺受体激动剂(特布他林或沙丁胺醇 $500\sim1\,000\ \mu g$),或短效胆碱受体拮抗剂(异丙托溴铵 $250\sim500\ \mu g$)。也可联合吸入糖皮质激素,如布地奈德、丙酸倍氯米松。采用空气压缩雾化器,振动筛孔雾化器。雾化吸入治疗后要开窗通风,以降低空气中的药物气溶胶。治疗过程中观察药物疗效及患者的感受,鼓励有效咳痰,协助叩背、变动体位。

1.β_2 肾上腺素受体激动剂

根据起效时间和持续时间的不同分为短效 β_2 受体激动剂(维持 $4\sim6$ 小时)和长效 β_2 受体激动剂(维持 $10\sim12$ 小时)两种,过量或不恰当的使用都可能导致严重的不良反应,如骨骼肌震颤、头疼、外周血管舒张及轻微的代谢性心率加速。罕见变态反应包括血管神经性水肿、荨麻疹、支气管痉挛、低血压、虚脱等。

2.胆碱 M 受体拮抗剂

根据起效时间和持续时间的不同分为短效胆碱受体拮抗剂与长效胆碱受体拮抗剂两种,其不良反应主要有头痛、恶心、口干、心动过速、心悸、眼部调节障碍、胃肠动力障碍和尿潴留等。老年男性患者应尤其注意前列腺问题。

3.吸入性糖皮质激素

吸入性糖皮质激素是目前最强的控制气道炎症药物。激素通过对炎症反应所必需的细胞和分子产生影响而发挥抗感染作用。吸入激素对全身的影响轻微,不良反应主要包括声嘶、溃疡、咽部疼痛不适、舌部和口腔刺激、口干、反射性的咳嗽和口腔假丝酵母菌病。吸入治疗后通过清水漱口可减少以上局部不良反应的发生。

4.其他

根据医嘱准确、及时给予抗生素,按要求合理调整静脉滴速。

(四)并发症护理

1.慢性呼吸衰竭

严密观察患者缺氧及二氧化碳潴留的症状和体征,遵医嘱予以无创呼吸机辅助通气。协助叩背排痰,雾化吸入保持气道通畅。

2.自发性气胸

观察患者突然加重的呼吸困难表现,并伴有明显的缺氧,患侧听诊呼吸音减弱或消失。给予患侧卧位,提高吸氧流量,严密观察生命体征,做好胸腔闭式引流的物品准备。

(五)病情观察

(1)监测生命体征及血氧饱和度,注意观察呼吸频率、节律、呼吸困难程度,如出现明显的呼吸困难、辅助呼吸肌活动加强、三凹征(胸骨上窝、锁骨上窝、肋间隙吸气时凹陷)、呼吸频率持续在 30 次/分以上、动脉血氧分压<8.0 kPa(60 mmHg)和/或动脉血氧饱和度低于 90%时,应警惕急性呼吸衰竭的发生。

(2)观察缺氧及二氧化碳潴留的症状,如口唇、甲床、皮肤发绀程度,有无球结膜水肿,烦躁、躁动、夜间失眠而白天嗜睡(昼夜颠倒现象)等慢性呼吸衰竭征象。注意观察意识状态,如出现意识淡漠、肌肉震颤或扑翼样震颤、间歇抽搐、昏睡,甚至昏迷等,提示肺性脑病的发生。

(3)观察咳嗽、咳痰症状,痰液的颜色、痰量,有无痰中带血,咳痰难易程度。监测动脉血气分析、水电解质平衡情况,发现问题及时处理。

(六)呼吸功能锻炼

指导恢复期患者进行缩唇呼吸、腹式呼吸、使用吸气助力器等呼吸训练,以增强呼吸肌的肌力和耐力,改善呼吸功能。保持呼吸道通畅,学会有效咳嗽、咳痰,及时咳出气道内的分泌物,观察痰液的性质、量及颜色的变化,做好记录。

(七)健康指导

(1)避免诱发因素,劝导戒烟、控制职业粉尘和环境污染、减少有害气体及刺激性气体的吸入等,注意保暖,防止受凉感冒,保持空气流通,维持适宜温湿度。

(2)遵医嘱合理用药,坚持规律吸入支气管扩张剂及糖皮质激素,避免滥用药物。定期做肺功能检查。

(3)坚持长期家庭氧疗,提高患者生活质量和劳动能力。对重度慢性阻塞性肺疾病患者,一般采取鼻导管吸氧,氧流量为 1~2 L/min,持续时间>15 h/d。向家属做好宣教:①了解氧疗目的;②注意用氧安全,供氧设备周围严禁烟火;③吸氧导管定期更换,防止堵塞或氧化;④监测氧流量,避免随意调整氧流量;⑤防治感染,氧疗装置要定期更换、清洁和消毒。

(4)在医师及护士指导下制订个体化锻炼计划,坚持呼吸功能锻炼。合理饮食,改善营养状况,提高机体抵抗力,补充适宜的水分。

(5)预防感冒和慢性支气管炎的急性发作,根据实际情况,进行流感疫苗接种。如出现呼吸困难、咳嗽、咳痰增多、黄痰、发热等症状应及时就诊。

第五节 呼 吸 衰 竭

一、概述

呼吸衰竭是指各种原因引起的肺通气和/或换气功能严重障碍,以致在静息状态下也不能维持足够的气体交换,导致缺氧伴(或不伴)二氧化碳潴留,进而引起一系列病理生理改变和代谢紊乱的临床综合征。主要表现为呼吸困难、发绀、精神、神经症状等。常以动脉血气分析作为呼吸衰竭的诊断标准:在水平面、静息状态、呼吸空气条件下,动脉血氧分压<8.0 kPa(60 mmHg),伴(或不伴)二氧化碳分压>6.7 kPa(50 mmHg),并排除心内解剖分流和原发于心排血量降低等致低氧因素,可诊断为呼吸衰竭。

(一)病因

参与呼吸运动过程的任何一个环节发生病变,都可导致呼吸衰竭。临床上常见的病因有以下几种。

1.呼吸道阻塞性病变

气管-支气管的炎症、痉挛、肿瘤、异物、纤维化瘢痕,如慢性阻塞性肺疾病、重症哮喘等引起呼吸道阻塞和肺通气不足。

2.肺组织病变

各种累及肺泡和/或肺间质的病变,如肺炎、肺气肿、严重肺结核、弥漫性肺纤维化、肺水肿、肺不张、硅沉着病等均可导致肺容量减少、有效弥散面积减少、肺顺应性降低、通气/血流比值失调。

3.肺血管疾病

肺栓塞、肺血管炎、肺毛细血管瘤、多发性微血栓形成等可引起肺换气障碍,通气/血流比值失调,或部分静脉血未经氧合直接进入肺静脉。

4.胸廓与胸膜疾病

胸外伤引起的连枷胸、严重的自发性或外伤性气胸等均可影响胸廓活动和肺脏扩张,造成通气障碍。严重的脊柱畸形、大量胸腔积液或伴有胸膜增厚、粘连,也可引起通气减少。

5.神经-肌肉疾病

脑血管疾病、颅脑外伤、脑炎,以及安眠药中毒,可直接或间接抑制呼吸中枢。脊髓高位损伤、脊髓灰质炎、多发性神经炎、重症肌无力、有机磷中毒、破伤风,以及严重的钾代谢紊乱,均可累及呼吸肌,使呼吸肌动力下降而引起通气不足。

(二)分类

1.按发病的缓急分类

(1)急性呼吸衰竭:多指原来呼吸功能正常,由于某些突发因素,如创伤、休克、溺水、电击、急性呼吸道阻塞、药物中毒、颅脑病变等,造成肺通气和/或换气功能迅速出现严重障碍,短时间内引起呼吸衰竭。

(2)慢性呼吸衰竭:指在一些慢性疾病,包括在呼吸和神经肌肉系统疾病的基础上,呼吸功能障碍逐渐加重而发生的呼吸衰竭。最常见的原因为慢性阻塞性肺疾病。

2.按动脉血气分析分类

(1)Ⅰ型呼吸衰竭:即缺氧性呼吸衰竭。血气分析特点:动脉血氧分压<8.0 kPa(60 mmHg),二氧化碳分压降低或正常。主要见于弥散功能障碍、通气/血流比值失调、动-静脉分流等肺换气障碍性疾病,如急性肺栓塞、间质性肺疾病等。

(2)Ⅱ型呼吸衰竭:即高碳酸性呼吸衰竭。血气分析特点:动脉血氧分压<8.0 kPa(60 mmHg),同时二氧化碳分压>6.7 kPa(50 mmHg)。Ⅱ型呼吸衰竭是指因肺泡有效通气不足所致的呼吸衰竭。单纯通气不足引起的缺氧和高碳酸血症的程度是平行的,若伴有换气功能障碍,则缺氧更严重,如慢性阻塞性肺疾病。

(三)发病机制和病理生理

1.缺氧(低氧血症)和二氧化碳潴留(高碳酸血症)的发生机制

(1)肺通气不足:各种原因造成呼吸道管腔狭窄,通气障碍,使肺泡通气量减少,肺泡氧分压下降,二氧化碳排出障碍,最终导致缺氧和二氧化碳潴留。

(2)弥散障碍:氧气、二氧化碳等气体通过肺泡膜进行气体交换的物理弥散过程发生障碍。由于氧气和二氧化碳通透肺泡膜的能力相差很大,氧的弥散力仅为二氧化碳的1/20,因此在弥散障碍时,通常表现为低氧血症。

(3)通气/血流比失调:正常成年人静息状态下,肺泡通气量为 4 L/min,肺血流量为5 L/min,通气/血流比为 0.8。病理情况下,通气/血流比失调有两种形式:①部分肺泡通气不足,如肺泡萎陷、肺炎、肺不张等引起病变部位的肺泡通气不足,通气/血流比减小,静脉血不能充分氧合,形成动-静脉样分流。②部分肺泡血流不足,肺血管病变如肺栓塞引起栓塞部位血流减少,通气正常,通气/血流比增大,吸入的气体不能与血流进行有效交换,形成无效腔效应,又称死腔样通气。通气/血流比失调的结果主要是缺氧,而无二氧化碳潴留。

(4)氧耗量增加:加重缺氧的原因之一。发热、战栗、呼吸困难和抽搐均增加氧耗量,正常人可借助增加通气量以防止缺氧。而原有通气功能障碍的患者,在氧耗量增加的情况下会出现严重的低氧血症。

2.缺氧对人体的影响

(1)对中枢神经系统的影响:脑组织对缺氧最为敏感。缺氧对中枢神经影响的程度与缺氧的程度和发生速度有关。轻度缺氧仅有注意力不集中、智力减退、定向障碍等;随着缺氧的加重可出现烦躁不安、神志恍惚、谵妄、昏迷。由于大脑皮质神经元对缺氧的敏感性最高,因此临床上缺氧的最早期表现是精神症状。

严重缺氧可使血管的通透性增加,引起脑组织充血、水肿和颅内压增高,压迫脑血管,进一步加重缺血、缺氧,形成恶性循环。

(2)对循环系统的影响:缺氧可反射性加快心率,使血压升高、冠状动脉血流增加以维持心肌活动所必需的氧。心肌对缺氧十分敏感,早期轻度缺氧即可在心电图上表现出来,急性严重缺氧可导致心室颤动或心搏骤停。长期慢性缺氧可引起心肌纤维化、心肌硬化。缺氧、肺动脉高压及心肌受损等多种病理变化最终导致肺源性心脏病。

(3)对呼吸系统的影响:呼吸的变化受到低氧血症和高碳酸血症所引起的反射活动及原发病的影响。轻度缺氧可刺激颈动脉窦和主动脉体化学感受器,反射性兴奋呼吸中枢,使呼吸加深加快。随着缺氧的逐渐加重,这种反射迟钝,使呼吸抑制。

(4)对酸碱平衡和电解质的影响:严重缺氧可抑制细胞能量代谢的中间过程,导致能量产生减少,乳酸和无机磷大量积蓄,从而引起代谢性酸中毒。而能量的不足使体内离子转运泵受到损害,钾离子由细胞内转移到血液和组织间,钠和氢离子进入细胞内,导致细胞内酸中毒和高钾血症。代谢性酸中毒产生的固定酸与缓冲系统中碳酸氢盐起作用,产生碳酸,使组织的二氧化碳分压增高。

(5)对消化、血液系统的影响:缺氧可直接或间接损害肝细胞,使丙氨酸氨基转移酶升高。慢性缺氧可引起继发红细胞计数增多,增加了血黏度,严重时加重肺循环阻力和右心负荷。

3.二氧化碳潴留对人体的影响

(1)对中枢神经系统的影响:轻度二氧化碳潴留,可间接兴奋皮质,引起失眠、精神兴奋、烦躁不安等症状,随着二氧化碳潴留的加重,皮质下层受到抑制,表现为嗜睡、昏睡,甚至昏迷,称为二氧化碳麻醉。二氧化碳还可扩张脑血管,使脑血流量增加,严重时造成脑水肿。

(2)对循环系统的影响:二氧化碳潴留可引起心率加快,心排血量增加,肌肉及腹腔血管收缩,冠状动脉、脑血管及皮肤浅表血管扩张,早期表现为血压升高。二氧化碳潴留的加重可直接抑制心血管中枢,引起血压下降、心律失常等严重后果。

(3)对呼吸的影响:二氧化碳是强有力的呼吸中枢兴奋剂,二氧化碳分压急骤升高,呼吸加深加快,通气量增加;长时间的二氧化碳潴留则会对呼吸中枢产生抑制,此时的呼吸运动主要靠缺氧对外周化学感受器的刺激作用得以维持。

(4)对酸碱平衡的影响:二氧化碳潴留可直接导致呼吸性酸中毒。血液 pH 取决于 HCO_3^-/H_2CO_3 比值,前者靠肾脏的调节(需要 1~3 天),而 H_2CO_3 的调节主要靠呼吸(仅需数小时)。急性呼吸衰竭时二氧化碳潴留可使 pH 迅速下降;而慢性呼吸衰竭时,因二氧化碳潴留发展缓慢,肾减少 HCO_3^- 排出,不会使 pH 明显降低。

(5)对肾脏的影响:轻度二氧化碳潴留可使肾血管扩张,肾血流量增加而使尿量增加。二氧化碳潴留严重时,pH 降低,使肾血管痉挛,血流量减少,尿量也减少。

二、急性呼吸衰竭

(一)病因

1.呼吸系统疾病

严重呼吸系统感染、急性呼吸道阻塞病变、重度或持续性哮喘、各种原因引起的急性肺水肿、肺血管疾病、胸廓外伤或手术损伤、自发性气胸和急剧增加的胸腔积液等,导致肺通气和换气障碍。

2.神经系统疾病

急性颅内感染、颅脑外伤、脑血管病变等直接或间接抑制呼吸中枢。

3.神经-肌肉传导系统病变

脊髓灰质炎、重症肌无力、有机磷中毒及颈椎外伤等可损伤神经-肌肉传导系统,引起通气不足。

(二)临床表现

急性呼吸衰竭的临床表现主要是低氧血症所致的呼吸困难和多器官功能障碍。

1.呼吸困难

呼吸困难是呼吸衰竭最早出现的症状,表现为呼吸节律、频率和幅度的改变。

2.发绀

发绀是缺氧的典型表现。当动脉血氧饱和度低于90%时,可在口唇、甲床等末梢部位出现紫蓝色,称为发绀。血红蛋白增高和休克时易出现发绀,严重贫血者即使缺氧也无明显发绀。发绀还受皮肤色素及心功能的影响。

3.精神神经症状

急性缺氧可出现精神错乱、狂躁、抽搐、昏迷等症状。

4.循环系统表现

多数患者有心动过速;严重低氧血症、酸中毒可引起心肌损害,也可引起周围循环衰竭、血压下降、心律失常、心搏骤停。

5.消化和泌尿系统表现

严重缺氧损害肝、肾细胞,引起转氨酶、尿素氮升高,个别病例可出现蛋白尿和管型尿。胃肠道黏膜屏障功能损伤,导致胃肠道黏膜充血、水肿、糜烂或应激性溃疡,引起上消化道出血。

(三)诊断

根据急性发病的病因及低氧血症的临床表现,急性呼吸衰竭的诊断不难做出,结合动脉血气分析可确诊。

(四)治疗

急性呼吸衰竭时,机体往往来不及代偿,故需紧急救治。

1.改善与维持通气

保证呼吸道通畅是最基本最重要的治疗措施。立即进行口对口人工呼吸,必要时建立人工呼吸道(气管插管或气管切开)。用手压式气囊做加压人工呼吸,将更利于发挥气体弥散的作用,延长氧分压在安全水平的时间,为进一步抢救赢得机会。

若患者有支气管痉挛,应立即由静脉给予支气管扩张药。

2.高浓度给氧

及时给予患者高浓度氧或纯氧,尽快缓解机体缺氧状况,保护重要器官是抢救成功的关键。但必须注意吸氧浓度和时间,以免造成氧中毒。一般吸入纯氧小于 5 小时。

3.其他抢救措施

见本节慢性呼吸衰竭。

三、慢性呼吸衰竭

慢性呼吸衰竭是由慢性胸肺疾病引起呼吸功能障碍逐渐加重而发生的呼吸衰竭。由于机体的代偿适应,尚能从事较轻体力工作和日常活动者称代偿性慢性呼吸衰竭;当并发呼吸道感染、呼吸道痉挛等原因导致呼吸功能急剧恶化,代偿丧失,出现严重缺氧和二氧化碳潴留及代谢紊乱者称失代偿性慢性呼吸衰竭,以Ⅱ型呼吸衰竭最常见。

(一)病因

以慢性阻塞性肺疾病最常见,其次为重症哮喘发作、弥漫性肺纤维化、严重肺结核、尘肺、广泛胸膜粘连、胸廓畸形等。呼吸道感染常是导致失代偿性慢性呼吸衰竭的直接诱因。

(二)临床表现

除原发病的相应症状外,主要是由缺氧和二氧化碳潴留引起的多器官功能紊乱。慢性呼吸衰竭的临床表现与急性呼吸衰竭大致相似,但在以下几方面有所不同。

1.呼吸困难

慢性阻塞性肺疾病所致的呼吸衰竭,病情较轻时表现为呼吸费力伴呼气延长,严重时呈浅快呼吸。若并发二氧化碳潴留,二氧化碳分压显著升高或升高过快,可出现二氧化碳麻醉,患者由深而慢的呼吸转为浅快呼吸或潮式呼吸。

2.精神神经症状

慢性呼吸衰竭伴二氧化碳潴留时,随着二氧化碳分压的升高,可表现为先兴奋后抑制。抑制之前的兴奋症状有烦躁、躁动、夜间失眠而白天嗜睡(睡眠倒错)等,抑制症状有神志淡漠、注意力不集中、定向力障碍、昏睡,甚至昏迷,也可出现腱反射减弱或消失、锥体束征阳性等,称为肺性脑病。

3.循环系统表现

二氧化碳潴留使外周体表静脉充盈、皮肤充血、温暖多汗、血压升高、心排血量增多而致脉搏洪大,多数患者有心率加快,因脑血管扩张产生搏动性头痛。

(三)诊断

根据患者有慢性肺疾病或其他导致呼吸功能障碍的疾病史,新近有呼吸道感染,有缺氧、二氧化碳潴留的临床表现,结合动脉血气分析可做出诊断。

(四)治疗

治疗原则是畅通呼吸道、纠正缺氧、增加通气量、纠正酸碱失衡及电解质紊乱和去除诱因。

1.保证呼吸道通畅

呼吸道通畅是纠正呼吸衰竭的首要措施。应鼓励患者咳嗽,对无力咳嗽、咳痰或意识障碍的患者要加强翻身拍背和体位引流,昏迷患者可采用多孔导管通过口腔、鼻腔、咽喉部,将分泌物或胃内反流物吸出。痰液黏稠不易咳出者,可采用雾化吸入稀释痰液;对呼吸道痉挛者可给予支气管解痉药,必要时建立人工呼吸道,并采用机械通气辅助呼吸。

2.氧疗

常用鼻塞或鼻导管吸氧,Ⅱ型呼吸衰竭应给予低流量($1\sim2$ L/min)低浓度($25\%\sim33\%$)持续吸氧。因Ⅱ型呼吸衰竭时,呼吸中枢对高二氧化碳的反应性差,呼吸的维持主要靠缺氧的刺激,若给予高浓度吸氧,可消除缺氧对呼吸的驱动作用,而使通气量迅速降低,二氧化碳分压更加升高,患者很快进入昏迷。Ⅰ型呼吸衰竭时吸氧浓度可较高($35\%\sim45\%$),宜用面罩吸氧。应防止高浓度($>60\%$)、长时间(>24 小时)吸氧引起氧中毒。

3.增加通气量

增加通气量,减少二氧化碳潴留。二氧化碳潴留主要是由于肺泡通气不足引起的,只有增加肺泡通气量才能有效地排出二氧化碳。目前临床上常通过应用呼吸兴奋药和机械通气来改善肺泡通气功能。

(1)合理应用呼吸兴奋药可刺激呼吸中枢或周围化学感受器,增加呼吸频率和潮气量,使通气改善,还可改善神志,提高咳嗽反射,有利于排痰。常用尼可刹米 $1.875\sim3.75$ g 加入 5% 葡萄糖液 500 mL 中静脉滴注,但应注意供氧,以弥补其氧耗增多的弊端。氨茶碱、地高辛可增强膈肌收缩而增加通气量,可配合应用。必要时还可选用纳洛酮以促醒。

(2)机械通气的目的在于提供维持患者代谢所需要的肺泡通气;提供高浓度的氧气以纠正低氧血症,改善组织缺氧;代替过度疲劳的呼吸肌完成呼吸作用,减轻心肺负担,缓解呼吸困难症状。对于神志尚清,能配合的呼吸衰竭患者,可采用无创性机械通气,如做鼻或口鼻面罩呼吸机机械通气;对于病情危重神志不清或呼吸道有大量分泌物者,应建立人工呼吸道,如气管插管气管切开安装多功能呼吸机机械通气。机械通气为正压送气,操作时各项参数(潮气量、呼吸频率、吸呼比、氧浓度等)应适中,以免出现并发症。

4.抗感染

慢性呼吸衰竭急性加重的常见诱因是感染,一些非感染因素诱发的呼吸衰竭也容易继发感染。因此,抗感染治疗是慢性呼吸衰竭治疗的重要环节之一,应注意根据病原学检查及药物敏感试验合理应用抗生素。

5.纠正酸碱平衡失调

慢性呼吸衰竭常有二氧化碳潴留,可导致呼吸性酸中毒。呼吸性酸中毒的发生多为慢性过程,机体常常以增加碱储备来代偿。因此,在纠正呼吸性酸中毒的同时,要注意纠正潜在的代谢性碱中毒,可给予盐酸精氨酸和补充钾盐。

6.营养支持

呼吸衰竭患者由于呼吸功能增加、发热等因素,导致能量消耗上升,机体处于负代谢,长时间会导致免疫功能降低、不易控制感染、呼吸肌易疲劳。故可给予患者高蛋白、高脂肪和低糖,以及多种维生素和微量元素的饮食,必要时静脉滴注脂肪乳。

7.病因治疗

病因治疗是治疗呼吸衰竭的根本方法。在解决呼吸衰竭本身造成的危害的前提下,应针对不同病因采取适当的治疗措施。

(五)转诊

1.转诊指征

呼吸衰竭一旦确诊,应立即转上一级医院诊治。

2.转诊注意事项

转诊前需给予吸氧、吸痰,应用呼吸兴奋药等。

(六)健康指导

缓解期鼓励患者进行耐寒锻炼和呼吸功能锻炼,以增强体质及抗病能力;注意保暖,避免受凉及呼吸道感染,若出现感染症状,应及时治疗;注意休息,掌握合理的家庭氧疗;加强营养,增加抵抗力,减少呼吸道感染的机会。

四、护理评估

(一)致病因素

引起呼吸衰竭的病因很多,参与肺通气和换气的任何一个环节的严重病变都可导致呼吸衰竭。

1.呼吸系统疾病

呼吸系统疾病常见于慢性阻塞性肺疾病、重症哮喘、肺炎、严重肺结核、弥散性肺纤维化、肺水肿、严重气胸、大量胸腔积液、硅沉着病、胸廓畸形等。

2.神经肌肉病变

脑血管疾病、颅脑外伤、脑炎、镇静催眠药中毒、多发性神经炎、脊髓颈段或高位胸段损伤、重症肌无力等。

上述病因可引起肺泡通气量不足、氧弥散障碍、通气/血流比例失调,导致缺氧或合并二氧化碳潴留而发生呼吸衰竭。

(二)身体状况

呼吸衰竭除原发疾病症状、体征外,主要为缺氧、二氧化碳潴留所致的呼吸困难和多脏器功能障碍。

1.呼吸困难

呼吸困难是最早、最突出的表现。主要为呼吸频率增快,病情严重时辅助呼吸肌活动增加,出现"三凹征"。若并发二氧化碳潴留,二氧化碳分压升高过快或显著升高时,患者可由呼吸过快转为浅慢呼吸或潮式呼吸。

2.发绀

发绀是缺氧的典型表现,可见口唇、指甲和舌发绀。严重贫血患者由于红细胞和血红蛋白计数减少,还原型血红蛋白的含量降低可不出现发绀。

3.精神神经症状

精神神经症状主要是缺氧和二氧化碳潴留的表现。早期轻度缺氧可表现为注意力分散,定向力减退;缺氧程度加重,出现烦躁不安、神志恍惚、嗜睡、昏迷。轻度二氧化碳潴留,表现为兴奋症状,即失眠、躁动、夜间失眠而白天嗜睡;重度二氧化碳潴留可抑制中枢神经系统导致肺性脑病,表现为神志淡漠、间歇抽搐、肌肉震颤、昏睡,甚至昏迷等二氧化碳麻醉现象。

4.循环系统表现

二氧化碳潴留使外周体表静脉充盈、皮肤充血、温暖多汗、血压升高、心排血量增多而致脉搏洪大;多数患者有心率加快;因脑血管扩张产生搏动性头痛。

5.其他

上消化道出血、谷丙转氨酶升高、蛋白尿、血尿、氮质血症等。

(三)心理社会状况

患者常因躯体不适、气管插管或气管切开、各种监测及治疗仪器的使用等感到焦虑或恐惧。

(四)实验室及其他检查

1.动脉血气分析

动脉血氧分压<8.0 kPa(60 mmHg)、伴或不伴二氧化碳分压>6.7 kPa(50 mmHg)为最重要的指标,可作为呼吸衰竭的诊断依据。

2.血 pH 及电解质测定

呼吸性酸中毒合并代谢性酸中毒时,血 pH 明显降低常伴有高钾血症。呼吸性酸中毒合并代谢性碱中毒时,常有低钾和低氯血症。

3.影像学检查

胸部 X 线片、肺 CT 和放射性核素肺通气/灌注扫描等,可协助分析呼吸衰竭的原因。

五、护理诊断及医护合作性问题

(1)气体交换受损:与通气不足、通气/血流失调和弥散障碍有关。

(2)清理呼吸道无效:与分泌物增加、意识障碍、人工气道、呼吸肌功能障碍有关。

(3)焦虑:与呼吸困难、气管插管、病情严重、失去个人控制及对预后的不确定有关。

(4)营养失调,低于机体需要量,与食欲缺乏、呼吸困难、人工气道及机体消耗增加有关。

(5)有受伤的危险:与意识障碍、气管插管及机械呼吸有关。

(6)潜在并发症:如感染、窒息等。

(7)缺乏呼吸衰竭的防治知识。

六、治疗及护理措施

(一)治疗

慢性呼吸衰竭治疗的基本原则是治疗原发病、保持气道通畅、纠正缺氧和改善通气,维持心、脑、肾等重要脏器的功能,预防和治疗并发症。

1.保持呼吸道通畅

保持呼吸道通畅是呼吸衰竭最基本、最重要的治疗措施。主要措施:清除呼吸道的分泌物及异物;积极使用支气管扩张药物缓解支气管痉挛;对昏迷患者采取仰卧位,头后仰,托起下颌,并将口打开;必要时采用气管切开或气管插管等方法建立人工气道。

2.合理氧疗

吸氧是治疗呼吸衰竭必需的措施。

3.机械通气

根据患者病情选用无创机械通气或有创机械通气。临床上常用的呼吸机分压力控制型及容量控制型两大类,呼吸机通过采用机械装置产生通气,以代替、控制或辅助自主呼吸,达到增加通气量,改善通气功能的目的。

4.控制感染

慢性呼吸衰竭急性加重的常见诱因是呼吸道感染,因此应选用敏感有效的抗生素控制感染。

5.呼吸兴奋药的应用

必要时给予呼吸兴奋药如都可喜等兴奋呼吸中枢,增加通气量。

6.纠正酸碱平衡失调

以机械通气的方法能较为迅速地纠正呼吸性酸中毒,补充盐酸精氨酸和氯化钾可同时纠正潜在的碱中毒。

(二)护理措施

1.病情观察

重症患者需持续心电监护,密切观察患者的意识状态、呼吸频率、呼吸节律和深度、血压、心率和心律。观察排痰是否通畅、有无发绀、球结膜水肿、肺部异常呼吸音及啰音;监测动脉血气分析、电解质检查结果、机械通气情况等;若患者出现神志淡漠、烦躁、抽搐时,提示有肺性脑病的发生,应及时通知医师进行处理。

2.生活护理

(1)休息与体位:急性发作时,安排患者在重症监护病房,绝对卧床休息;协助和指导患者取半卧位或坐位,指导、教会病情稳定的患者缩唇呼吸。

(2)合理饮食:给予高热量、高蛋白、富含维生素、低糖类、易消化、少刺激性的食物;昏迷患者常规给予鼻饲或肠外营养。

3.氧疗的护理

(1)氧疗的意义和原则:氧疗能提高动脉血氧分压,纠正缺氧,减轻组织损伤,恢复脏器功能。临床上根据患者病情和血气分析结果采取不同的给氧方法和给氧浓度。原则是在畅通气道的前提下,Ⅰ型呼吸衰竭的患者可短时间间歇给予高浓度(>35%)或高流量(4~6 L/min)吸氧;Ⅱ型呼吸衰竭的患者应给予低浓度(<35%)、低流量(1~2 L/min)鼻导管持续吸氧,使动脉血氧分压控制在8.0 kPa(60 mmHg)或SaO_2在90%以上,以防因缺氧完全纠正,使外周化学感受器失去低氧血症的刺激而导致呼吸抑制,加重缺氧和CO_2潴留。

(2)吸氧方法:有鼻导管、鼻塞、面罩、气管内和呼吸机给氧。临床常用、简便的方法是鼻导管、鼻塞法吸氧,其优点为简单、方便,不影响患者进食、咳嗽。缺点为氧浓度不恒定,易受患者呼吸影响,高流量对局部黏膜有刺激,氧流量不能大于7 L/min。吸氧过程中应注意保持吸入氧气的湿化,输送氧气的面罩、导管、气管应定期更换消毒,防止交叉感染。

(3)氧疗疗效的观察:若吸氧后呼吸困难缓解、发绀减轻、心率减慢、尿量增多、皮肤转暖、神志清醒,提示氧疗有效;若呼吸过缓或意识障碍加深,提示二氧化碳潴留加重。应根据动脉血气分析结果和患者的临床表现,及时调整吸氧流量或浓度。若发绀消失、神志清楚、精神好转、动脉血氧分压>8.0 kPa(60 mmHg)、二氧化碳分压<6.7 kPa(50 mmHg),可间断吸氧几天后,停止氧疗。

4.药物治疗的护理

用药过程中密切观察药物的疗效和不良反应。使用呼吸兴奋药必须保持呼吸道通畅,脑缺氧、脑水肿未纠正而出现频繁抽搐者慎用;静脉滴注时速度不宜过快,如出现恶心、呕吐、烦躁、面色潮红、皮肤瘙痒等现象,需要减慢滴速。对烦躁不安、夜间失眠患者,禁用对呼吸有抑制作用的药物,如吗啡等,慎用镇静药,以防止引起呼吸抑制。

5.心理护理

呼吸衰竭的患者常对病情和预后有顾虑、心情忧郁、对治疗丧失信心,应多了解和关心患者的心理状况,特别是对建立人工气道和使用机械通气的患者,应经常巡视,让患者说出或写出引起或加剧焦虑的因素,针对性解决。

6.健康指导

(1)疾病知识指导:向患者及家属讲解疾病的发病机制、发展和转归。告诉患者及家属慢性呼吸衰竭患者度过危重期后,关键是预防和及时处理呼吸道感染等诱因,以减少急性发作,尽可能延缓肺功能恶化的进程。

(2)生活指导:从饮食、呼吸功能锻炼、运动、避免呼吸道感染、家庭氧疗等方面进行指导。

(3)病情监测指导:指导患者及家属学会识别病情变化,如出现咳嗽加剧、痰液增多、色变黄、呼吸困难、神志改变等症状,应及早就医。

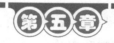

普外科疾病护理

第一节 乳 腺 癌

一、疾病概述

(一)概念

乳腺癌是女性最常见的恶性肿瘤之一,占我国女性恶性肿瘤发病率的第一位。我国虽然是乳腺癌低发地区,但近年来年发病率以 3% 的趋势上升,且发病逐渐年轻化,严重危害我国女性的身心健康。由于早期诊断和医疗方式的改进,乳腺癌的病死率有所下降。

(二)相关病理生理

1.病理分型

(1)非浸润性癌:又称原位癌,指癌细胞局限在导管壁基膜内的肿瘤,包括导管内癌、小叶原位癌及不伴发浸润性癌的乳头湿疹样乳腺癌。

(2)早期浸润性癌:指癌组织突破导管壁基膜,开始向间质浸润的阶段,包括早期浸润性导管癌、早期浸润性小叶癌。此型仍属早期,预后较好。

(3)浸润性特殊癌:指癌组织向间质内广泛浸润,包括乳头状癌、髓样癌(伴有大量淋巴细胞浸润)、小管癌(高分化癌)、腺样囊性癌、黏液腺癌、鳞状细胞癌等。此型一般分化高,预后尚好。

(4)浸润性非特殊癌:包括浸润性小叶癌、浸润性导管癌、硬癌、髓样癌(无大量淋巴细胞浸润者)、单纯癌、腺癌等。此型一般分化程度低,预后较上述类型差,是乳腺癌最常见的类型。

（5）其他罕见癌：如炎性乳腺癌和乳头湿疹样癌。

2.转移途径

（1）直接浸润：癌细胞直接浸润皮肤、胸筋膜、胸肌等周围组织，沿导管或筋膜间隙蔓延，继而侵及乳房悬韧带和皮肤。

（2）淋巴转移。主要途径：①沿胸大肌外侧缘淋巴管侵入同侧腋窝淋巴结，进一步则侵入锁骨下淋巴结、锁骨上淋巴结，进入血液循环向远处转移；②向内则侵入胸骨旁淋巴结，继而达到锁骨上淋巴结，进入血液循环。癌细胞淋巴转移以第1种途径为主，但也可通过逆行途径转移到对侧腋窝或腹股沟淋巴结。

（3）血运转移：乳腺癌是一种全身性疾病，早期乳腺癌也可发生血运转移，远处转移最常见部位依次为肺、骨、肝。

（三）病因与诱因

乳腺癌的病因至今尚不明确，但研究发现其发病与许多因素有关，主要危险因素包括以下几点。

1.年龄

乳腺癌是激素依赖型肿瘤，主要与体内雌酮和雌二醇的水平直接相关，随着年龄的增加乳腺癌的发病率逐渐上升。

2.月经史及婚育史

月经初潮早于12岁，月经周期短，绝经晚于50岁，未婚、未哺乳及初产年龄在35岁以上的患者发病率高。

3.遗传因素

一级亲属中有乳腺癌患病史者，其发病危险性是普通人群的2～3倍。若一级亲属在绝经前患双侧乳腺癌，其相对危险度便高达9倍。

4.地区因素

欧美国家多、亚洲国家少。北美、北欧地区乳腺癌的发病率是亚、非、拉美地区的4倍，而低发地区居民移居至高发地区后，第二、三代移民的乳腺癌发病率逐渐上升，提示地区环境因素及早期生活经历与乳腺癌的发病有一定的关系。

5.不良的饮食习惯

不良的饮食习惯：①营养过剩、肥胖、长期高能量高脂饮食可加强和延长雌激素对乳腺上皮细胞的刺激，从而增加发病机会；②服用含有激素的美容保健品，也可增加患病危险度；③每天饮酒3次以上的妇女患乳腺癌的危险度会增加50%～70%。

6.乳腺疾病史

某些乳腺良性疾病,如乳腺炎、乳腺导管扩张、乳腺囊肿及乳腺纤维腺瘤等与乳腺癌的发病有一定的关系。

7.药物因素

停经后长时间(≥5 年)采用激素替代疗法的女性患乳腺癌危险度增高。

8.社会-心理因素

社会-心理应激(如夫妻关系不和、离异、丧偶、重大事故)造成的长期精神压力大、精神创伤、长期抑郁均会增加患病风险。

9.其他因素

未成年时经过胸部放疗的人群在成年后乳腺癌发病风险增加,暴露于放射线的患者年龄越小则危险性越大;从事美容业、药物制造等职业的妇女患乳腺癌的危险性增加。

(四)临床表现

1.肿块

绝大多数就诊的患者表现为无意中发现的无痛、单发的小肿块,多位于乳房外上象限,质硬、不光滑,与周围组织边界不易分清,不易推动。当肿瘤侵入胸膜和胸肌时,固定于胸壁不易推动。

2.皮肤改变

乳腺癌可引起乳房皮肤的多种改变,常见的有"酒窝征""橘皮征""卫星结节""铠甲胸"。当肿瘤侵入乳房悬韧带后可使韧带收缩而失去弹性,导致皮肤凹陷,形成"酒窝征";癌细胞阻塞淋巴管可引起局部淋巴回流障碍,出现真皮水肿,形成"橘皮征";晚期癌细胞浸润皮肤,皮肤表面出现多个坚硬小结,形成"卫星结节";乳腺癌晚期,癌细胞侵入背部、对侧胸壁,可限制呼吸,形成"铠甲胸";晚期肿瘤侵犯皮肤时,可出现菜花样有恶臭味的皮肤溃疡;快速生长的肿瘤压迫乳房表皮使皮肤变薄,可产生乳房浅表静脉曲张。

3.乳头改变

肿瘤侵入乳管使之收缩将乳头牵向患侧,使乳头出现扁平、回缩、内陷。乳腺癌患者乳头的溢液可呈血性、浆液性或水样,以血性溢液多见,但并非出现乳头血性溢液就一定是乳腺癌。

4.区域淋巴结肿大

乳腺癌淋巴结转移最初多见于腋窝。患侧肿大淋巴结肿大最初为散在、少数、质硬、无痛、可活动的肿块,逐渐数量增多、粘连成团,甚至与皮肤粘连而固定,不易推动。大量癌细胞堵塞腋窝淋巴管可导致上肢淋巴水肿;胸骨旁淋巴结肿大、位置深,手术时才易被发现。晚期锁骨上淋巴结增大、变硬。少数出现对侧腋窝淋巴结转移。有少数乳腺癌患者仅表现为腋窝淋巴结肿大而摸不到乳腺肿块,称为隐匿性乳腺癌。

5.乳房疼痛

约 1/3 的乳腺癌患者伴有乳房疼痛,除肿瘤直接侵犯神经外,其他原因不明,而且疼痛的强度与分期及病理类型等无明显相关性。

6.全身改变

血运转移至肺、骨、肝时,可出现相应症状。如肺转移可出现胸痛、气急,骨转移可出现局部疼痛,肝转移可出现肝大、黄疸。

7.特殊乳腺癌表现

(1)炎性乳腺癌:少见,多发生于妊娠或哺乳期的年轻女性,发展迅速、转移快、预后极差。表现为乳房增大,局部皮肤红、肿、热、痛,似急性炎症,开始时比较局限,迅速扩展到乳房大部分皮肤,皮肤发红、水肿、增厚、粗糙、表面温度升高。触诊时整个乳房肿大、发硬,无明显局限性肿块。

(2)乳头湿疹样乳腺癌:少见、恶性程度低、发展慢。发生在乳头区大乳管内,随病情进展发展到乳头。表现为乳头刺痒、灼痛,湿疹样改变,慢慢出现乳头、乳晕脱屑、糜烂、瘙痒,进而形成溃疡,有时覆盖黄褐色鳞屑样痂皮,病变继续发展则乳头内陷、破损。淋巴转移晚,但常被误诊为湿疹而延误治疗。

(五)辅助检查

(1)钼靶 X 线检查:早期诊断乳腺癌的影像学诊断方法,适用于 35 岁以上女性,每年 1 次。

(2)B 超检查:主要用于鉴别肿块的性质是囊性或实性。

(3)磁共振成像检查:敏感性高,但是费用昂贵及特异性较低。浸润癌表现为形状不规则的星芒状、蟹足样阴影,与周围组织间分界不清,边缘有毛刺。

(4)全身放射性核素扫描检查:适用于骨转移可能性较大的乳腺癌患者。

(5)三大常规(血常规、尿常规、血生化)、肝肾功能、凝血功能、心电图等检查是判断患者能否耐受术后及后续治疗的重要参考指标。

(6)乳腺肿瘤标志物的检测:有利于综合评价病情变化。

(7)乳腺病灶活组织检查术:确诊的重要依据,在完成超声、钼靶和磁共振检查后进行。最常见的方法是 B 超定位下空芯穿刺,具有简便、快捷、准确的优点。穿刺前行普鲁卡因皮试,皮试阴性者才能接受穿刺术。

(六)治疗原则

治疗原则以手术为主,辅以化学药物、放射、内分泌、生物治疗等综合治疗。

1.手术治疗

手术治疗是最根本的治疗方法。适应证为 0、Ⅰ、Ⅱ 期及部分 Ⅲ 期患者。已有远处转移、全身情况差、主要脏器有严重疾病不能耐受手术者属于手术禁忌。早年以局部切除及全乳房切除术治疗乳腺癌,但是治疗结果并不理想,随着手术方式不断演化,Fisher 首次提出乳腺癌是 1 个全身性疾病,手术范围的扩大并不能降低死亡率,主张缩小手术范围,并加强术后综合辅助治疗。目前我国国内以改良根治术为主,国外推广保乳术,取得了良好效果。

(1)乳腺癌根治术:手术范围包括整个乳房、胸大肌、胸小肌、腋窝及锁骨下淋巴结。该术式可清除腋下组(胸小肌外侧)、腋中组(胸小肌深面)及腋上组(胸小肌内侧)3 组淋巴结,手术创伤较大,现在已很少应用。

(2)乳腺癌扩大根治术:即在清除腋下、腋中、腋上 3 组淋巴结的基础上,同时切除胸廓内动、静脉及其周围的淋巴结(即胸骨旁淋巴结)。

(3)乳腺癌改良根治术:有两种术式。一种是保留胸大肌,切除胸小肌;一种是保留胸大肌、胸小肌。前者淋巴结清除范围与根治术相仿,后者不能清除腋上组淋巴结。大量临床观察研究发现Ⅰ期、Ⅱ期乳腺癌患者应用根治术与改良根治术的生存率无明显差异,且后者保留了胸肌,更易被患者接受,目前已成为常用术式。

(4)全乳房切除术:切除整个乳腺,包括腋尾部及胸大肌筋膜。该术式适宜于原位癌、微小癌及年迈体弱不易做改良根治术者。

(5)保留乳房的乳腺癌切除术:手术包括完整切除肿块及腋淋巴结清扫。肿块切除时要求肿块周围包裹适量正常乳腺组织,确保切除标本的边缘无肿瘤细胞浸润。术后辅以放疗、化疗。全球范围内的大量临床随机对照试验证明,保乳术联合术后辅助治疗,与传统根治术或改良根治术相比,在总生存率上无统计学差异,现已被欧美国家广泛接受。

(6)前哨淋巴活检术:前哨淋巴是原发肿瘤发生淋巴结转移所必经的第 1 个淋巴结,通过前哨淋巴结活检,可以预测腋淋巴结是否转移的准确性已达 95%～98%。目前多采用注射染料和放射性核素作为前哨淋巴结活检的两种示踪剂,若活检为阴性,则可避免不必要的腋淋巴结清扫,进一步减少手术带来的并发症和上肢功能障碍。

(7)乳腺癌术后的乳房重建术:又称乳房再造术,指利用自身组织移植或乳房假体来重建因患乳房疾病行乳房切除术后的胸壁畸形和乳房缺损。乳房重建术根据重建的时间可分为一期重建和二期重建。一期重建术是指在实施乳腺癌根治术的同时进行乳房重建;二期重建是指患者乳腺癌切除术后 1～2 年,已完成术后放疗且无复发迹象者进行的乳房重建术。

关于手术方式的选择目前尚有分歧,但没有任何一种术式适用于所有情况的乳腺癌,手术方式选择还应根据病理分型、疾病分期、手术医师的习惯及辅助治疗的条件而定。总之,改良乳腺癌根治术是目前应用较为广泛的术式,有胸骨旁淋巴结转移时行扩大根治术;晚期乳腺癌行乳腺癌姑息性切除。

2.化学药物治疗

(1)辅助化疗:乳腺癌是实体肿瘤中应用化疗最有效的肿瘤之一。化疗是必要的全身性辅助治疗方式,可降低术后复发率,提高生存率,一般在术后早期应用,采用联合化疗方式,治疗期以 6 个月左右为宜。常用方案有 CMF 方案(环磷酰胺、甲氨蝶呤、氟尿嘧啶)和 CEF 方案(环磷酰胺、表柔比星、氟尿嘧啶)。根据病情术后尽早用药,化疗前患者应无明显骨髓抑制,白细胞计数 $>4\times10^9/L$,血红蛋白计数 >80 g/L,血小板计数 $>50\times10^9/L$。化疗期间定期检查肝功能、肾功能,每次化疗前查白细胞计数,若白细胞计数 $<3\times10^9/L$,应延长用药间隔时间。表柔比星的心脏毒性和骨髓抑制作用较多柔比星低,因而其应用更为广泛。尽管如此,仍应定期进行心电图检查。其他效果好的有紫杉醇、多西紫杉醇、长春瑞滨和卡培他滨等。

(2)新辅助化疗:多用于由于肿物过大或已经转移导致不能手术的Ⅲ期患者,通过化疗使肿物缩小。化疗方案同辅助化疗方案,疗程根据个人疗效而定。

3.内分泌疗法

乳腺是雌激素靶器官,肿瘤细胞中雌激素受体含量高者,称激素依赖性肿瘤,内分泌治疗有效;雌激素受体含量低者,称激素非依赖型肿瘤,内分泌治疗效果差。因此,针对乳腺癌患者还应测定雌激素受体和孕激素受体,以选择辅助治疗方案及判断预后。

(1)他莫昔芬:又名三苯氧胺,是内分泌治疗常用药物,可降低乳腺癌术后复发及转移,同时可减少对侧乳腺癌的发生率;适用于雌激素受体阳性的绝经妇女。他莫昔芬的用量为每天20 mg,服用 5 年。该药的主要不良反应有潮热、恶心、呕吐、静脉栓塞形成、眼部不良反应、阴道干燥或分泌物增多。他莫昔芬的第二代药物是托瑞米芬。

(2)芳香化酶抑制剂(如来曲唑等):新近发展的药物,能抑制肾上腺分泌的雄激素转变为雌激素过程中的芳香化环节,从而降低雌二醇,达到治疗乳腺癌的目的。适用于绝经后的患者,效果优于他莫昔芬,一般建议单独使用此类药物或他莫昔芬序贯芳香化酶抑制剂辅助治疗。

（3）卵巢去势治疗:包括药物、手术或放射去势,目前临床少用。

4.放疗

放疗可在术前、术后采用,是乳腺癌局部治疗的手段之一。术前杀灭肿瘤周围癌细胞,术后减少扩散及复发,提高 5 年生存率。一般在术后 2～3 周,在锁骨上、胸骨旁,以及腋窝等区域进行照射。此外,骨转移灶及局部复发灶照射,可缓解症状。在保乳术后,放疗是重要组成部分;单纯乳房切除术后根据患者具体情况而定;根治术后一般不做常规放疗,但对于高危复发患者,放疗可降低局部复发率。

5.生物治疗

（1）曲妥珠单抗:近年来临床上推广应用的注射液,是通过转基因技术,对 *CerB*-2 过度表达的乳腺癌患者有一定效果。对 *HER*2 基因扩增或过度表达的乳腺癌患者,曲妥珠单抗联合化疗的疗效明显优于单用化疗。

（2）拉帕替尼:是一种口服的小分子表皮生长因子酪氨酸激酶抑制剂,与曲妥珠单抗无交叉耐药,与其不同的是能够透过血-脑屏障,对乳腺癌脑转移有一定的治疗作用。

（3）贝伐单抗:是一种针对血管内皮生长因子的重组人源化单克隆抗体,联合其他化疗药物是晚期转移性乳腺癌的标准治疗方案之一。

二、护理评估

（一）一般评估

1.生命体征

乳腺癌患者乳房皮肤破溃有发炎感染者可有体温升高,肿瘤深入浸润侵及肺部时可有呼吸加快。术后由于麻醉剂的作用或卧床太久没有活动,评估患者是否有短暂性的血压降低。术后 3 天内患者可出现手术吸收热,一般不超过38.5 ℃,高热时可有脉搏、呼吸加快。

2.患者主诉

（1）现病史:是否触及肿块,肿块发生时间、增长速度,随月经周期肿块大小有无变化,有无乳头溢液及乳头溢液的性质、治疗情况;有无疼痛,疼痛的位置、程度、性质、持续时间;有无高血压、糖尿病等其他系统的疾病。

（2）过去史：了解患者的月经及婚育情况包括初潮年龄、初产年龄、绝经年龄、月经周期、怀孕及生育次数，是否哺乳；绝经后是否应用激素替代疗法，是否患子宫及甲状腺功能性疾病。

（3）家族史：家族中是否有恶性肿瘤患者，尤其是乳腺癌的患者。

（4）心理-社会史：了解患者有无遇到社会心理应激（如夫妻关系不和、离异、丧偶、重大事故），是否长期心理压抑。

（5）日常生活习惯：有无高脂、高糖、高热量饮食习惯，有无长期饮酒，有无长期使用激素类美容化妆品或药物。

（6）有无过敏史。

3.相关记录

术后记录每天引流液的量、色、性质。心电监护患者的血压、脉搏、呼吸、血氧饱和度。

（二）身体评估

1.术前一般情况

有无高血压、糖尿病、脑血管等其他系统疾病，近期有无服用阿司匹林等药物，入院后睡眠情况。

2.术前专科情况

（1）检查方法。

视诊。面对镜子，两手叉腰，观察乳房的外形，然后将双臂高举过头，仔细观察：①两侧乳房的大小、形状、高低是否对称，如有差异，需询问是先天发育异常还是近期发生的或渐进性发生的。②乳房皮肤有无红肿、皮疹、皮肤褶皱、橘皮样改变、浅表静脉扩张等异常。③观察乳头是否在同一水平上，是否有抬高、回缩、凹陷，有无异常分泌物自乳头溢出，乳晕颜色是否有改变。

触诊。①触诊乳房：仰卧，先查健侧，再查患侧。检查侧的手臂高举过头，在检查侧肩下垫一小枕头，使乳房变平。然后将对侧手四指并拢，用指端掌面检查乳房各部位是否有肿块或其他变化。依次从乳房外上、外下、内下、内上象限及中央区做全面检查。上至锁骨，下到肋弓边缘，内侧到胸骨旁，外侧到腋中线。然后用同样方法检查对侧乳房，最后用拇指和示指轻轻挤捏乳头，观察有无乳头溢液。注意腋窝有无肿块，对较小或深部的病灶，可再用指尖进行触诊。②触诊腋窝淋巴结：患者取坐位，检查右侧腋下时，以右手托住患者右臂，使胸大肌松弛，用左手自胸壁外侧向腋顶部、胸肌外侧及肩胛下逐步触诊，如触及肿大淋巴结，注意其部位、大小、形状、数量、硬度、表面是否光滑、有无压痛、边缘是否清楚以及活动度,与周围组织间及淋巴结间有无粘连。检查左侧腋下时,方法同前。检查锁骨上淋巴结时可站在患者背后,乳腺癌锁骨上淋巴结转移多发生于胸锁乳突肌锁骨头外侧缘处,检查时可沿锁骨上和胸锁乳突肌外缘向左右和上下触诊,如触及肿大淋巴结,记录其特点。

(2)检查的内容。①肿块的大小、部位、形状、数量、质地、表面光滑度、有无压痛、与周围组织是否粘连、边界是否清楚及活动度。②乳房外形有无改变,双侧是否对称,乳头有无抬高、内陷,皮肤有无橘皮样改变、有无破溃,血性分泌物是否恶臭。③是否有乳头溢液,分泌物性质、量、气味等。④是否有腋窝淋巴结肿大,淋巴结肿大早期为散在、质硬、无痛、可以推动结节,后期则互相粘连融合,甚至与皮肤或深部组织粘连。

3.术后身体评估

(1)术后评估:评估患者生命体征、意识状态、精神状态,有无烦躁、面色苍白、皮肤湿冷、呼吸急促、脉快等异常表现。评估患者的早期下床活动能力,有无直立性低血压,四肢活动能力如何。评估患者疼痛的部位、性质、评分、持续时间、伴随症状。评估患者拔除尿管后有无尿潴留。

(2)评估患肢水肿的程度:根据水肿的范围和程度可分为 3 度。①Ⅰ度:上臂体积增加<10%,一般不明显,肉眼不易观察出,多发生在上臂近段内后区域;②Ⅱ度:上臂体积增加为 10%～80%,肿胀明显,但一般不影响上肢活动;③Ⅲ度:上臂体积增加>80%,肿胀明显,累及范围广,可影响整个上肢,并有严重的上肢活动障碍。可对比健侧与患侧上肢是否相同,测量不同点的臂围,手指按压。

(三)心理-社会评估

当患者在入院后被确诊为乳腺癌时,常表现为怀疑、不接受现实、焦虑,甚至恐惧。充分了解患者对疾病的认识情况,是否接受手术;了解患者对疾病预后、拟采取手术方案及手术后康复知识的了解程度;了解患者家属的心理状态、家庭对手术的经济承受能力;术后评估患者对自身形象的接受度,是否有抑郁表现,能否良好适应自身的变化。

(四)辅助检查阳性结果评估

1.乳腺钼靶检查

临床上主要采用乳腺影像报告系统(breast imaging reporting and data system,BI-RADS)分期,世界上权威的钼靶检查报告分期标准如下。

BI-RADS 0 级:需要结合其他检查。

BI-RADS 1 级:阴性。

BI-RADS 2 级:良性。

BI-RADS 3 级:良性可能,需短期随访。

BI-RADS 4 级:可疑恶性,建议活检。

4A:低度可疑。

4B:中度可疑。

4C:高度可疑但不确定。

BI-RADS 5 级:高度恶性。

BI-RADS 6 级:已经病理证实恶性。

2.三大常规

(1)血常规:白细胞和中性粒细胞计数是判断有无感染的基本指标;血红蛋白指数是贫血的诊断依据;血小板计数是判断凝血功能的重要因素。

(2)尿常规:判断有无泌尿系统感染。

(3)生化检查:检查肝肾功能是否正常。

(五)治疗效果的评估

1.非手术治疗评估要点

(1)评估接受新辅助化疗患者的乳房肿块有无缩小或变大。

(2)化疗患者的评估要点:有无肝肾功能不正常;有无出血性膀胱炎;有无贫血或白细胞计数过低;心电图检查有无异常;有无大量呕吐导致电解质紊乱,是否需要补液;有无化疗药变态反应的发生,如胸闷、呼吸急促。

(3)放疗患者的评估要点:患者有无贫血或白细胞计数过低;放疗区域皮肤有无发红、皮疹。

2.手术治疗评估要点

评估患者手术后患肢水肿的程度、切口愈合情况、有无患侧上肢活动障碍、有无自我形象紊乱。

三、主要护理诊断(问题)

(一)焦虑、恐惧

焦虑、恐惧与不适应住院环境,担心预后、手术影响女性形象,以及今后家庭、工作有关。

（二）有组织完整性受损的危险

危险与留置引流管、患侧上肢淋巴引流不畅有关。

（三）知识缺乏

缺乏术前准备、术后注意事项、术后康复锻炼的知识。

（四）睡眠障碍

睡眠障碍与不适应环境改变及担心手术有关。

（五）皮肤完整性受损

皮肤完整性受损与手术有关。

（六）身体活动障碍

身体活动障碍与手术影响患者活动有关。

（七）自我形象紊乱

自我形象紊乱与乳房或邻近组织切除及瘢痕形成有关。

（八）潜在并发症

皮下积液、皮瓣坏死、上肢水肿。

四、主要护理措施

（一）正确对待手术引起的自我形象改变

1.做好患者的心理护理

向患者和家属耐心解释手术的必要性和重要性，鼓励患者表达自己的想法与感受，介绍有相同经历的已重塑自我形象的患者与之交流。告知患者今后行乳房重建的可能，帮助其树立战胜疾病的信心。

2.取得其配偶的理解和支持

对于已婚患者，要同时对其配偶进行心理辅导，鼓励夫妻双方坦诚交流，使配偶理解关心其术后身体状况，接受身体形象的改变。

（二）术前护理

1.心理护理

护理人员应关注患者的心理状态，从入院起即做好宣教工作，减轻环境不适应带来的焦虑，随之做好各项检查及治疗的宣教及解释。认识乳腺癌患者确诊后的心理历程，针对性的给予心理疏导。允许并鼓励患者参与自身基本治疗方式的选择，尽量符合患者的社会地位、经济情况、文化水平、家庭关系及个人隐私方面的需求,使患者达到心理平衡。可让术后恢复患者现身讲解,解除患者顾虑,使患者得到全方位的心理支持,树立战胜疾病的信心,提高应对技巧和生活质量。

2.完善术前准备

(1)做好术前检查的有关宣教,满足患者了解疾病相关知识的需求。

(2)术前做好皮肤准备,剃去腋毛,以便于术中淋巴结清扫。对手术范围大、需要植皮的患者,除常规备皮外,同时做好供皮区(如腹部或同侧大腿)的皮肤准备。

(3)乳房皮肤破溃者,术前每天换药至创面好转。

(4)乳头凹陷者,应提起乳头,以松节油擦干净,再以75%乙醇擦洗。

(5)术前教会患者腹式呼吸、咳痰、变换体位及床上大小便的具体方法,手术晨留置尿管。

(6)从术前8~12小时开始禁食、禁水,以防因麻醉或手术过程中的呕吐而引起窒息或吸入性肺炎。

(7)手术晨全面检查术前准备情况,测量生命体征,若发现患者有体温、血压升高或女性患者月经来潮时,及时通知医师,必要时延期手术。

(8)乳腺肿瘤如继发感染、破溃或出血。应给予抗感染和消炎止血治疗,在局部炎症水肿消退、皮肤状况好转后再手术。

(9)对于哺乳期患者应采用药物断奶回乳,以免术后发生乳瘘。

(三)术后护理

1.体位及饮食的护理

全麻或硬膜外麻醉术后6小时内去枕平卧位,禁食、禁水,头偏一侧,注意防止直立性低血压、呕吐及误吸。术后6小时后,若患者生命体征平稳,可取半卧位或平卧位,保持患肢自然内收;先试饮少量水,无不适后,可进流质饮食,少量多餐,次日可进高热量、高蛋白的普食。

2.病情观察

术后连续6小时,每1小时测体温、脉搏、呼吸、血压,并观察患者精神状态,心电监护患者需记录每小时血氧饱和度。注意观察呼吸,有胸闷、呼吸困难时,注意是否伴发气胸,必要时进行胸部X线检查。其他导致呼吸困难的因素有胸带过紧、体位不正确。观察患者精神状态,有无烦躁、面色苍白、皮肤湿冷、呼吸急促、脉快等异常表现,以及由于出血而导致的休克和窒息。观察敷料是否固定完好及渗血情况。

3.疼痛护理

倾听患者疼痛的感受、部位、发生时间,判断疼痛的强度、阵发性还是持续性,有心血管疾病和心脏疾病的患者注意其伤口疼痛与心绞痛区分。严密观察患者的疼痛情况,判断产生的原因是心理作用、伤口、体位压迫所致,还是其他疾病伴发。指导患者疼痛时避免下床活动,学会分散注意力,给予患者疾病相关的知识宣教,告知避免患肢长时间下垂,肩关节制动。按医嘱指导患者正确用药,观察药物疗效和不良反应。

4.加强伤口护理

(1)注意伤口敷料情况,用胸带加压包扎,使皮瓣与胸壁贴合紧密,注意松紧度以容纳一手指、能维持正常血运、不影响患者呼吸为宜。

(2)观察患侧上肢远端血运循环情况,若手指发麻、皮肤发绀、皮温下降、脉搏摸不清,提示腋窝部血管受压,应及时调整绷带松紧度。

(3)绷带加压包扎一般维持 7～10 天,包扎期间告知患者不能自行松紧绷带,瘙痒时不能将手指伸入敷料下抓挠。若绷带松脱,及时重新加压包扎。观察切口敷料渗血、渗液情况,并记录。

5.做好引流管的护理

(1)做好宣教:引流管贴明标识,告知患者及家属引流管放置的目的是及时引流皮瓣下的渗血、渗液和积气,使皮瓣紧贴创面,促进皮瓣愈合。患者在翻身及下床活动时要防止引流管扭曲、折叠和受压。告知患者不要急于想要拔掉引流管,引流管放置时间一般在 2 周左右,若连续 3 天每天引流量＜10 mL,创面与皮肤紧贴,手指按压伤口周围皮肤无空虚感,即可考虑拔管。

(2)维持有效负压:注意负压引流管连接固定,负压维持在 26.6～53.2 kPa(200～400 mmHg),保持有效负压及引流管通畅。护士在更换引流瓶时发现局部积液、皮瓣不能紧贴胸壁且有波动感时,应报告医师及时处理。

(3)加强观察:注意引流液的量、色、性质并记录。术后 1～2 天,每天引流血性液 50～200 mL,以后逐渐颜色变淡、减少。若术后短时间内引流出大量鲜红色液体(＞100 mL/h)或24 小时引流量＞500 mL,则为活动性出血,需及时通知医师,并遵医嘱处理。随时观察引流管是否通畅、固定,防止患者下床时引流管扭曲打折,保证有效引流。观察患者术后拔除尿管后能否顺利排尿,术后 6 小时仍未排尿者需判断有无尿潴留。观察患者术后能否顺利排便,术后 3～5 天患者仍未排便,观察有无腹胀。

6.指导患者做上肢功能锻炼

(1)告知功能锻炼的目的:术后进行适时、适当地功能锻炼有利于术后上肢静脉回流,预防上肢水肿;同时又可减少瘢痕挛缩的发生,促进患侧上肢功能恢复及自理能力的重建,增强患者恢复的信心,提高生活质量。

(2)功能锻炼的时机与方法:乳腺癌术后过早、过大范围进行患侧上肢和胸部活动,会影响切口愈合,并且会明显增加创面渗血量,容易出现皮瓣坏死和积液。但如果活动过晚、活动范围不够,又会影响上肢的运动功能,容易造成肌力下降和活动范围受限,目前普遍推荐,术后早期肩部适当制动,外展、前伸和后伸动作范围都不应超过40°,内旋和外旋动作不受限制。待伤口逐渐愈合,逐步增加活动的量和范围。术后手部、腕部、前臂、肘部活动不受限制。依据患者所处的不同术后康复阶段,指导其相应的功能锻炼:术后24小时患肢内收、制动,只做手关节、腕关节、肘关节的屈曲和伸展运动,避免患肢外展、上举;鼓励患者早期下床活动,渐进式床上坐起、床边坐位、床边站立各30秒,无头晕不适后,可在床旁适当活动。引流管拔除后开始肩部活动,循序渐进地增加强度与频率来锻炼肩关节的前摆、后伸,逐步尝试用患肢刷牙、梳头、洗脸等。同时每天开始进行手指爬墙运动。待伤口愈合拆线后,练习患肢外展,鼓励患者结合之前的锻炼内容学习康复操,全方位活动锻炼患肢关节。

(3)注意事项:①正确进行功能锻炼,遵循循序渐进的原则,逐步活动手、腕、肘、肩部关节。②不可动作过大,也不可惧怕疼痛不敢运动,以不感到疼痛为宜。③早期下床活动时,不可用患肢撑床,防止家属用力扶患肢,以免造成腋窝皮瓣滑动影响愈合。④若出现腋下积液,应延迟肩关节活动时间,减少活动量,待伤口愈合,积液消失,再开始锻炼计划。

7.患肢水肿的护理

(1)原因:患侧上肢肿胀主要与患侧淋巴结切除后上肢淋巴回流不畅、上肢静脉回流不畅有关,此外局部积液或感染等也会导致患肢肿胀。淋巴回流不畅引起的水肿通常发生在1~2个月甚至数月后,静脉回流不畅则在术后短时间内出现。

(2)避免患肢肿胀的措施:①术后用一软枕垫高患肢,使之高于心脏10~15 cm,直至伤口愈合拆线。②严禁在患侧测血压、静脉输液、注射、抽血、提重物等,以免回流障碍引起水肿。③术后24小时开始进行适当的功能锻炼。④进行向心性局部按摩,让患者抬高患肢,按摩者用双手扣成环形自腕部向肩部用一定压力推移,每次15分钟以上,一天3次。⑤局部感染者,及时应用抗生素治疗。

(四)健康教育

(1)术后近期避免患肢提取重物,继续进行功能锻炼。

(2)术后 5 年内尽量避免妊娠,因为妊娠可加重患者及其家属的精神压力和经济上的双重负担。避孕不宜使用激素类避孕药,以免刺激癌细胞生长,可使用避孕套、上环等方法或请教妇科医师。

(3)放疗及化疗的自我护理:放疗期间注意保护皮肤,出现放射性皮炎时及时就诊。化疗期间应定期检查肝功能、肾功能,每次化疗前 1 天或当天查白细胞计数,化疗后 5～7 天复查白细胞计数,若白细胞数$<3\times10^9$/L,需及时就诊。放化疗期间应少去公共场所,以减少感染机会;加强营养,多食高蛋白、高维生素、低脂肪的食物,以增强机体抵抗力,饮食要均衡,不宜过多忌口。

(4)提供患者改善形象的方法:介绍假体的作用和应用;可通过佩戴合适的假发、义乳改善自我形象;根治术后 3 个月可行乳房再造术,但有肿瘤转移或乳腺炎者禁忌;避免衣着过度紧身。

(5)饮食指导:①术后一般不必忌口,但对某些含有雌激素成分的食品或保健品,如蜂乳、阿胶等应少食。②限制脂肪含量高,特别是动物性脂肪含量高的食物,尽量选择脱脂牛奶,避免油炸或其他脂肪含量高的食物。③选择富含各种蔬菜、水果和豆类的植物性膳食,并多食用粗加工的谷类。④建议不饮酒,尤其禁饮烈性酒类。⑤控制肉摄入量,特别是红肉,最好选择鱼、禽肉取代红肉(牛、羊、猪肉)。⑥限制腌制食物和食盐摄入量。⑦避免食用被真菌毒素污染而在室温下长期储藏的食物。⑧少喝咖啡,因其含有较高的咖啡因,可促使乳腺增生。⑨注意均衡饮食,适当的体力活动,避免体重过重。

(6)告知患者乳房自检的正确方法和时间:乳房自检应经常进行,20 岁以上女性每月自检一次,一般在月经干净后 5～7 天。此时雌激素对乳腺的影响最小,乳腺处于相对静止状态,容易发现病变。对于已绝经妇女,检查时间可固定于每月的某一天。40 岁以上的妇女、乳腺癌术后的患者每年行钼靶 X 线摄片检查,以便早期发现乳腺癌或乳腺癌复发征象。

(7)正确面对术后性生活:性生活是人类最基本的生理和心理需求。特别是年轻的乳腺癌患者术后,由于手术瘢痕、脱发等对于性及生殖方面会产生一系列问题,甚至认为自己不再是一个完整的女性,对性表达失去信心,同时配偶因担心性生活会影响对方的康复,甚至担心可能因此病情恶化,也对性避而不谈。事实上,单纯从乳房的手术或者放疗的角度而言,女性患者术后的性欲并不会降低,也不会影响性生活时的身心反应。同时,正常的性生活也对预防疾病的复发有很大益处。

（8）患侧肢体的护理：教会患者患侧肢体功能锻炼的方法，强调锻炼的必要性及重要性，术后1年如上肢功能不能恢复，以后就很难再恢复正常。锻炼要循序渐进，不能急于求成，贵在坚持。

五、肿瘤化疗患者的生理病理特点

（一）肿瘤化疗患者免疫系统功能特点

细胞毒药物以两种方式诱导免疫系统。一种是直接诱导特异的细胞免疫反应，导致肿瘤细胞死亡；另一种是诱导短暂的淋巴细胞削减，然后刺激免疫效应分子产生，解除受抑制的免疫反应。一些细胞毒药物直接或间接杀死免疫效应细胞，导致免疫系统功能低下或免疫无能。增加患者病毒和细菌感染的可能性。化疗药物可通过3种方式——本身性质（如烷化剂和糖皮质激素）、作用模式（如肿瘤细胞的死亡出现在细胞应激之前）或剂量/给药方式对免疫系统进行损害。

（二）肿瘤化疗患者器官功能特点

抗肿瘤药物不仅会杀伤肿瘤细胞，而且会影响正常细胞，如造血系统、肝功能、肾功能有很大的影响，可产生骨髓抑制、肝肾功能损害等毒性反应或不良反应。化疗患者造血系统、肝功能、肾功能的改变，决定着能否化疗或是否需要调整化疗药物的剂量，因此化疗前需要常规测定血常规、肝功能、肾功能等。化疗中监测各项指标的动态变化，确保化疗过程的安全性。

（三）肿瘤化疗患者营养状态特点

化疗过程和患者的营养状况是相互联系的。首先，化疗过程中的毒性，尤其是消化道反应中极为常见的恶心、呕吐、消化道黏膜炎症、破损、腹泻、便秘等症状，会严重削弱患者的食欲或影响进食过程，在肿瘤引起的代谢异常的基础上进一步加重营养不足。

其次，营养不足会降低患者对化疗的耐受程度，影响中性粒细胞的水平，致使患者无法完成化疗计划，化疗提前终止，从而影响患者的抗肿瘤治疗的效果。因此，要重视化疗给肿瘤患者带来的营养风险，积极评估，及早应对，维持患者的营养水平，为化疗提供良好的代谢环境。

六、肿瘤静脉化疗患者的护理特点

（一）肿瘤化疗患者静脉选择原则

理想的静脉注射应该是选择1条粗直的浅表静脉或者选择深静脉置管（如

经外周深静脉置管或静脉输液港）。避免瘀青、炎症的部位；避免在循环不良的肢体上注射，如乳腺癌切除术后的患肢，有淋巴水肿、血栓性静脉炎、创伤的肢体，以及有不可移动骨折的肢体等。上腔静脉阻塞的患者应从下肢静脉给药，当注射强刺激化疗药物时，外周静脉输液避免在肘窝部位注射。

（二）肿瘤化疗患者穿刺工具的选择特点

（1）直接单次注射可使用留置针（视患者使用的化疗药性质来决定），留置针宜选用 24 号，因为导管越细，对静脉的伤害就越小，而且有较多的血流经过导管旁，还可以减少具有刺激性的药物在血管壁的停留时间，使化学性静脉炎发生率降低。

（2）连续多天静脉滴注且多疗程注射时最好应用外周深静脉置管或静脉输液港，能更好地保护静脉，防止外渗。

（三）化疗期间肿瘤患者的健康教育

（1）输液前向患者讲解细胞毒药物渗出的临床表现，如果出现局部隆起、疼痛或输液不通畅，及时呼叫护士，尽量减少化疗药物的渗出量。一旦发生药物渗出，应及时报告护士处理，切勿自行热敷。

（2）向患者详细介绍外周深静脉置管的优越性，连续静脉输注细胞毒药物时尽量说服患者采取外周深静脉置管输液，并向患者说明外周深静脉置管的用途，简单介绍操作流程。

（3）输注需缓慢滴注的药物如伊立替康、紫杉醇等，应向患者说明输液速度的重要性，不可自行调节输液速度。

（4）鼓励患者进食清淡易消化的食物，少量多餐。

（5）化疗期间注意口腔卫生，保持清洁和湿润，每天饭前后用生理盐水漱口，睡前和晨起用软毛牙刷清洁口腔，动作轻柔，避免损伤口腔黏膜和牙龈。

（6）化疗前和化疗期间嘱患者多饮水，使尿量维持在每天 2 000～3 000 mL，以减轻肾脏毒性。教会患者观察尿液的性状，准确记录出入量，如出现任何不适及时报告。

七、乳腺癌的辅助化疗的护理

（一）健康教育与心理护理

要获得较好的治疗效果，大部分乳腺癌患者要经过较长时间的化疗和连续治疗与护理，每个治疗阶段的反应都各有不同，要建立全程分期教育模式。在患者入院、化疗前、化疗中、化疗后和出院前 5 个阶段分别采用不同的方法给予指导,帮助患者顺利度过各阶段。

1.入院阶段

主要让化疗患者尽快熟悉医院环境,讲解有关疾病知识和医疗进展,介绍治疗成功的病例,以减轻其焦虑、悲观、绝望的心理,唤起对化疗的信心,建立良好的遵医行为。

2.化疗前阶段

应重点向患者介绍治疗方案、给药途径、药物的作用和效果,以及可能出现的不良反应及对策,消除患者对化疗的紧张恐惧心理,建立治疗信心。化疗中应让患者掌握配合的方法、注意事项,明确配合治疗的意义,提高配合治疗的能力,减轻化疗不良反应和并发症。

3.化疗中、化疗后阶段

面对化疗期的严重反应,患者会出现心理障碍、悲观、失望、焦虑、忧郁,失去生存的勇气,做出许多失常的举动。护士应通过沟通思想、心理疏导方式,给予患者更多的鼓励与帮助,为患者提供如何应对和减轻化疗反应不适等信息和知识,并积极处理化疗反应。

4.出院阶段

给予患者全面的指导,如养成自觉的遵医行为、坚持化疗,以及如何处理和应对化疗反应、定期复查、保持愉快的心情、合适的体力劳动及锻炼、合理的饮食、良好的生活习惯等。

(二)输液护理

乳腺癌的化疗是一个比较漫长的过程,每位患者在化疗期间要接受数十次甚至上百次的穿刺痛苦,由于乳腺癌术中患侧血管、淋巴管被结扎导致患侧不能输液,下肢静脉由于静脉瓣较多,化疗时更易发生静脉炎,通常只能在健侧上肢输液或化疗。同时,由于化疗药对血管的毒性作用很大,在浅静脉化疗时容易发生静脉炎,输液外渗时可导致局部的炎症、坏死,发生后处理很困难,疗程长,有的甚至需要外科植皮,给患者造成很大的痛苦和额外的经济负担。因此,乳腺癌患者化疗时对血管的要求很高,在血管的选择方面,应注意尽量对患者产生最小的不良作用和痛苦,选用粗大直的血管,有条件的现在一般主张使用深静脉。使用中心静脉置管并发症多且风险大,而经外周深静脉置管因其操作简便、痛苦小、留置时间长、并发症相对少等优点在临床广泛使用。

在使用外周浅静脉时,要注意化疗前根据药物的性质选择适当的注射部位,血管穿刺尽量由远端向近端,选择强度好、粗、直的静脉,避免同一部位同一条静脉反复穿刺。拔针时用无菌棉签轻轻压住,抬高穿刺侧肢体,以避免血液反流,防止针眼局部淤血影响下次穿刺。同时,还要严格执行无菌技术操作规程,熟练掌握静脉穿刺技术。

外周深静脉置管的护理主要包括相关健康教育,如向患者和家属宣传介绍外周深静脉置管的有关知识,讲解管道的优越性、置管方法、置管前后注意事项。还包括正确地进行管道护理:无菌管理、保持通畅、正确封管等。

为避免静脉炎的发生,护理人员需掌握化疗药物的性质和输液浓度,化疗前、后和输入不同化疗药物时,要用生理盐水 $50\sim100$ mL 冲洗静脉,以减少药物在血管内的停留,降低静脉炎的发生率。

(三)并发症的护理

1.胃肠道反应的护理

胃肠道黏膜上皮细胞增殖旺盛,对化学药物极为敏感,恶心、呕吐是化疗药物引起的最常见的毒性反应,可能使患者拒绝有效的化疗。所以需做好充分的准备工作,创造良好的治疗环境,消除房间异味。指导患者合理饮食,不在餐饮后或空腹时化疗,一般在饭后 $2\sim3$ 小时应用化疗药物最佳;化疗期间不宜食过饱或过油腻的食物。化疗前应用止吐药物预防和减轻胃肠道反应。化疗中巡视病房,多与患者交谈,分散其注意力。加强营养,注意均衡饮食,尤其是优质蛋白质、牛奶的摄入,忌辛辣和刺激性食物。可少量多餐、多饮水,可减轻药物对消化道黏膜的刺激,并有利于毒物排出。多食水果、蔬菜,摄入足够纤维素,养成排便习惯,必要时给予胃肠动力药或缓泻剂,或者给患者灌肠。

2.骨髓抑制的护理

大多数化疗药物可致骨髓抑制,其特征为白细胞和中性粒细胞计数减少,继而血小板计数减少,严重者全血减少。因此患者需定时进行血常规检查,当血红蛋白计数 $\leqslant 60$ g/L、白细胞计数 $\leqslant 2.0\times 10^9$/L、中性粒细胞计数 $\leqslant 1.0\times 10^9$/L、血小板计数 $\leqslant 50\times 10^9$/L 时应停止化疗,给予保护性隔离,并采取预防并发症的措施。为避免感染,可设立单人病房,减少探视,严格执行各种无菌技术操作规程,防止交叉感染。观察有无出血、感染,如牙龈、皮肤斑,静脉穿刺时慎用止血带,严防利器损伤患者皮肤。

3.变态反应的护理

植物类抗肿瘤药物,如紫杉醇可引起变态反应,在静脉滴注过程中安置心电监护,详细记录,观察有无呼吸困难、胸闷等情况,一旦发生严重过敏反应时应立即停药抢救。预防性用药是预防过敏的最有效措施,使用紫杉醇前 12 小时口服地塞米松 3 mg,或静脉滴注地塞米松 5 mg,也可肌内注射苯海拉明 20 mg。

4.心脏毒性反应的护理

蒽环类及紫杉醇类化疗药物的心脏毒性反应表现为心率(律)改变、无症状的短时间心动过缓、低血压,故化疗开始即对心电、血压、血氧饱和度持续监测,每 15 分钟观察并记录 1 次。

5.口腔护理

化疗往往会引起口腔黏膜损坏,破坏口腔组织和免疫机制,主要表现为口腔干燥、牙龈炎、口腔溃疡等。因此,要做好患者的口腔护理,如嘱其多饮水,常用淡盐水漱口,一旦出现口腔溃疡,要用软毛牙刷刷牙,可采用茶多酚漱口液、呋喃西林液,过氧化氢溶液含漱冲洗,并结合用抗口炎甘油,疗效较好。

6.静脉炎的护理

化疗药物刺激性大,使用周围静脉输液时容易发生静脉炎,如发生药液渗出或局部疼痛时立即停止用药。对局部肿胀明显、皮肤发红者,在 24 小时内用 0.2%利多卡因加地塞米松加生理盐水做环形封闭,或用高渗溶液与维生素 B_{12} 注射液混合后外敷局部,可降低化疗药物毒性,且具有止痛及对细胞修复的作用。如果药物外渗较少,药物刺激性较弱,可用 50%硫酸镁冷湿敷(禁用热敷),使局部血管收缩,减轻药物扩散。受损部位还可涂多磺酸黏多糖乳膏(喜疗妥软膏),促进肿胀消失和局部组织修复,减少炎症反应。

7.泌尿系统不良反应的护理

化疗药物所致泌尿系统损伤,表现为高尿酸血症、出血性膀胱炎及肾功能损害。应鼓励患者多饮水,保证每天入量≥4 000 mL、尿量≥3 000 mL,必要时给予利尿剂,并根据患者尿液 pH 的变化,增加碱性药物用量。对应用环磷酰胺的患者,应重点观察有无膀胱刺激征、排尿困难及血尿。

8.皮肤毒性的护理

化疗前告之患者可能出现皮炎、脱发、色素沉着等症状,发生皮炎的患者不可用手抓挠患处,可用温水轻轻擦洗,局部用醋酸氟轻松软膏涂擦。

9.脱发的护理

化疗前告知患者可能出现脱发,但化疗间歇期头发会重新生长。帮助患者准备假发或用头巾、帽子遮挡,改善患者自我形象,增加其自信。睡眠时戴发网或帽子,防止头发掉在床上,并注意在晨晚间护理时,扫净床上的脱发,减少对患者的心理刺激。另外,有报道表明,给药前 10 分钟用冰帽,10 分钟后头发温度降至 23~24 ℃,持续至停药后 30 分钟,有一定的预防作用。一旦发生脱发,注意头部防晒,避免用刺激性洗发液。

八、乳腺癌的局部辅助放疗的护理

(一)一般护理

1.心理护理

除常规心理护理以外,重点针对放疗进行教育,运用恰当的医学知识,向患者及其家属介绍放疗的目的、放射线的种类、放疗可能带来的问题、放疗中的注意事项,尤其应强调放疗的价值,帮助患者获取积极的认识和一定的放疗知识,以愉快的心情接受放疗。

2.生活护理

放疗期间,嘱患者穿宽松、便于穿脱的衣服,内衣以棉衣为宜。

3.饮食护理

保持足够和营养平衡的饮食,少食多餐。

4.定期检查血常规

每周进行 1 次血常规检查。当外周白细胞计数 $< 4.0 \times 10^9 /L$ 时,应及时通知医师,同时预防性应用升高白细胞药物。

(二)并发症的护理

1.急性放射性皮炎

大剂量照射或照射易损部位可能会发生一定程度的皮肤反应,包括早期的局部红斑、干性脱屑、瘙痒、局部渗出、湿性脱屑、暂时或永久性腋毛脱失等放疗反应。后期反应可为早期反应的延续,如色素沉着、色斑、皮肤薄、花斑、毛细血管扩张、皮肤纤维化、淋巴回流障碍等。

早期的皮肤反应如放射性皮炎可进行治疗,晚期反应多为不可逆改变。一旦出现放射性皮炎,皮肤修复功能会明显下降,因此照射区皮肤护理格外重要。放疗前应洗澡,照射区切口痊愈后方可放疗。照射区皮肤保持清洁干燥,禁贴胶布,禁涂红汞、碘酊及化妆品等,清洗时勿用肥皂,标志线如有褪色及时补描。禁用刺激性软膏、乳膏、洗剂或粉剂等。避免照射区皮肤在阳光下暴晒和各种机械性刺激、冷热刺激。局部皮肤瘙痒时可轻拍或用薄荷止痒水,如有结痂,可待其自然脱落,不宜剥脱,防止破溃形成。

2.大面积皮损感染

出现湿性脱屑应停止放疗,对症处理,合并感染时需抗炎,保持创面清洁干燥,以利于愈合。

3.全身反应护理

在放疗中易引起乏力、头晕、失眠或嗜睡,以及食欲缺乏、恶心、呕吐等消化道反应。多与患者的身体状况、放疗前的治疗情况、个体差异、心理因素等有关。患者进行饮食调节、合理休息后,多能耐受放疗。白细胞数降低至接近正常值时,一般不必中止治疗,可预防性应用升高白细胞药物以帮助患者增加耐受性。

4.急性放射性食管炎

行内乳区或锁骨上区放疗时,可出现不同程度的食管炎,表现为吞咽疼痛或不适,多数为一过性放射反应。应做好生活护理,尤其是饮食护理,给予稀软、温冷、清淡食物,多食新鲜蔬菜、水果,忌食辛辣刺激性食物。有报道对于症状较重的患者,餐前 15 分钟含服 2% 利多卡因 20 mL+地塞米松 5 mg+庆大霉素 32 万 U+生理盐水 100 mL,每次 10 mL,3 次/天,一般 5~7 天会消失,期间应保证充足睡眠,适当锻炼。进食困难者给予半流质或流质饮食,必要时可暂停放疗。

5.放射性肺炎或纵隔纤维化

保乳患者行切线放疗或全胸壁放疗可造成不同程度的肺部损伤,根治性乳房切除术后行内乳区及锁骨上区照射时,可造成肺尖及纵隔的损伤。早期表现为放射性肺炎,晚期为肺或纵隔纤维化。虽然在现代放射技术和设备的条件下放射性肺炎的发生率较低,但放射性肺纤维化多为不可逆损伤。因此,要正确评估患者的状况而准确地计划放射剂量,并在放疗过程中密切观察呼吸状况,发现症状及时处理。可减少放射剂量,症状明显者可对症处理,应用激素及抗生素治疗,必要时可暂停放疗。

6.上肢水肿

腋窝清扫术后可不同程度地出现上肢水肿、上臂内侧的疼痛麻木等。放疗可加重上述表现,照射期间适当的上肢功能锻炼可有效预防水肿的发生或加重。

7.肋骨骨折或肋骨炎

放疗所致的肋骨骨折及肋骨炎的发生率为 3%~7%,多无症状,一般无须处理。

8.乳房纤维化

保乳患者行全乳照射剂量>60 Gy 时,多有不同程度的乳房纤维化,且无有效的补救措施,重在预防,现采用三维适形调强放疗技术多可避免其发生。

九、护理效果评估

(1)患者情绪稳定,有充足的睡眠时间,积极配合医疗护理工作。

（2）患者需要术前满足营养需要，增强机体免疫力、耐受力。

（3）患者充分做好术前准备，使术后并发症的危险降到最低限度。

（4）患者未出现感染、窒息等并发症，或能够及时发现并发症，并积极地预防与处理。手术创面愈合良好、患侧上肢肿胀减轻或消失。

（5）患者能自主应对自我形象的变化。

（6）患者能表现出良好的生活适应能力，建立自理意识。

（7）患者能注意保护患侧手臂，并正确进行功能锻炼。

（8）患者能复述术后恢复期的注意事项，并能正确进行乳房自我检查。

第二节　肝性脑病

肝性脑病（hepatic encephalopathy，HE）又称肝昏迷，是严重肝病引起的、以代谢紊乱为基础的中枢神经系统功能失调的综合征。其主要临床表现是意识障碍、行为失常和昏迷。有急性与慢性脑病之分，前者多因急性肝衰竭后肝脏的解毒功能发生严重障碍所致；而后者多见于慢性肝衰竭和门体侧支循环形成或分流术后，来自肠道的有害物质，如氨、硫醇、胺、芳香族氨基酸等直接进入体循环至脑部而发病。肝性脑病的发生机制尚未完全阐明，目前提出的假说主要有氨毒性学说、假性神经递质学说和 r-氨基丁酸学说等。肝性昏迷是肝性脑病的最后阶段，是肝衰竭的最终临床表现。

一、临床表现与分期

（一）临床表现

其临床表现因肝病的类型、肝细胞损害的程度、起病的急缓，以及诱因的不同而有所差异。由于导致肝性脑病的基础疾病不同，其临床表现也比较复杂、多变，早期症状的变异性是本病的特点。但也有其共性的表现，即反映为神经精神症状及体征，表现为性格、行为、智能改变和意识障碍。现主要就其脑病的临床表现分类简述如下。

（1）起病：可急可缓。急性肝性脑病起病急骤，前驱期极为短暂，可迅速进入昏迷，多在黄疸出现后发生昏迷，也有在黄疸出现前出现意识障碍而被误诊为精神病者。慢性肝性脑病起病隐匿或渐起，起初常不易发现，易误诊和漏诊。

（2）性格改变：常是本病最早出现的症状，主要是原属外向型性格者表现为抑郁，而原属内向型性格者表现为欣快多语。

（3）行为改变：最初可能仅限于一些"不拘小节"的行为，如乱写乱画、乱洒水、乱吐痰、随地便溺、房间内的桌椅随意乱拖乱放等毫无意义的动作。

（4）睡眠习惯改变：常表现为睡眠倒错，也有人称为近迫性昏迷，此现象提示患者中枢神经系统的兴奋与抑制处于紊乱状态，常预示肝性脑病来临。

（5）肝臭：是由于肝衰竭，机体内含硫氨基酸代谢中间产物（如甲硫醇、乙硫醇及二甲硫化物等）经肺呼出或经皮肤散发出的一种特征性气味。

（6）扑翼样震颤：是肝性脑病最具特征性的神经系统体征，具有早期诊断意义。检测方法是嘱患者伸出前臂，展开五指，或在腕部过度伸展并固定不动时，患者掌-指及腕关节可出现快速的屈曲及伸展运动，每秒钟常可出现 1～2 次，也有达每秒钟 5～9 次者，且常伴有手指的侧位动作。此时患者可同时伴有整个上肢、舌、下腭、颌部的细微震颤及步态的共济失调。或发于单侧，也可出现于双侧。这种震颤不具有特征性，也可见于心力衰竭、肾衰竭、呼吸衰竭等患者。震颤常于患者睡眠及昏迷后消失，苏醒后仍可出现。

（7）视力障碍：并不常见。

（8）智能障碍。

（9）意识障碍。

（二）临床分期

为便于早期诊断并指导治疗，常根据患者的临床表现对肝性脑病进行临床分期。目前多数学者赞同 Davidson 根据其临床表现把肝性脑病分为前驱期、昏迷前期、昏睡期、昏迷期 4 期。

1. Ⅰ期（前驱期）

患者可出现轻度性格改变和行为失常。表现为性格改变出现抑郁或欣快，行为改变出现无意识动作，睡眠时间改变出现睡眠颠倒。扑翼样震颤（一）、正常反射存在、病理反射（一）、脑电图多正常。

2. Ⅱ期（昏迷前期）

Ⅱ期（昏迷前期）的患者以意识错乱、睡眠障碍、行为失常为主，表现为定向力障碍、定时障碍、计算力下降、书写缭乱、语言断续不清、人物概念模糊、扑翼样震颤（＋）、正常反射存在、病理反射（＋），常见膝腱反射亢进、踝阵挛（＋），肌张力可增强。可出现不随意运动及运动失调，脑电图出现对称性 θ 波（每秒 4～7 次）。

3.Ⅲ期（昏睡期）

Ⅲ期（昏睡期）的患者以昏睡和精神错乱为主，表现为患者大部分时间处于昏睡状态，反应存在（可被唤醒），或狂躁扰动，扑翼样震颤（＋），肌张力明显增强。脑电图同Ⅱ期。

4.Ⅳ期（昏迷期）

Ⅳ期（昏迷期）的患者神志完全丧失，不能被唤醒。浅昏迷时，对痛觉刺激（如压眶反射阳性）和不适体位尚有反应，腱反射和肌张力仍亢进，扑翼样震颤由于患者查体不能合作而无法引出。深昏迷时，各种反射消失、肌张力降低、瞳孔常散大，可表现为阵发性抽搐、踝阵挛（＋）、换气过度，脑电图上出现极慢 δ 波（1.5～3 次/秒）。

各期之间并无明确的界线，前后期可有重叠，其程度可因病情的发展或治疗好转而变化。少数慢性肝性脑病患者还因中枢神经系统不同部位有器质性损害而出现暂时性或永久性智能减退、共济失调、锥体束阳性或截瘫。

二、并发症

（1）脑水肿。

（2）消化道出血。

（3）肾功能不全。

（4）水电解质及酸碱平衡失调。

（5）感染。

三、治疗

本病尚无特效药，常采用综合治疗措施。

（一）消除诱因

避免诱发和加重肝性脑病。慎用镇静剂，有躁狂症状可试用异丙嗪、氯苯那敏等抗组胺药物。

（二）减少肠内有毒物质的产生和吸收

1.饮食

严重的肝性脑病应严格限制甚至停止蛋白质摄入，饮食以碳水化合物为主，尚应补充足够的多种维生素。随着病情好转可给予少量豆浆、牛奶、肉汤或蛋类，可隔天增加 10～20 g，直至每天 40～60 g，因植物蛋白质含蛋氨酸、芳香氨基酸较少，对肝性脑病患者较适用。

2.灌肠或导泻

灌肠或导泻以清除肠内积食或积血为主,口服或鼻饲 25% 硫酸镁 30～60 mL导泻,灌肠禁用碱性肥皂水,而用生理盐水或弱酸性溶液,如生理盐水100 mL加白醋 30 mL 做保留灌肠,保持肠道呈酸性环境。

3.抑制肠菌生

口服肠道不吸收的抗菌药物如新霉素、甲硝唑。有肾功能损害或忌用新霉素的患者,或需长期治疗者,乳果糖(经细菌分解为乳酸、乙酸,降 pH,减少氨气吸收)为首选药物。乳梨醇经结肠细菌分解成乙酸、丙酸也可用于酸化肠道。乳酶生也有减少肠内产氨作用,但不能与抗菌药物同服。

(三)促进有毒物质的代谢,纠正氨基酸代谢紊乱

1.降氨药

(1)谷氨酸钾和谷氨酸钠:每次用 4 支,总量23 g 左右,加入葡萄糖液中静脉滴注,每天 1～2 次。尿少时慎用钾剂,明显腹水和水肿时慎用钠剂。

(2)精氨酸:能促进肝内鸟氨酸循环,增加尿素的合成而降低血氨,适用于碱中毒。

(3)L-鸟氨酸-L-天门冬氨酸。

(4)γ-氨酪酸:每次 2～4 g,稀释后静脉滴注,对兴奋和躁动者治疗效果较好。

2.复方氨基酸溶液

口服或静脉输注以支链氨基酸为主的复方氨基酸溶液,可纠正体内氨基酸代谢的不平衡。

(四)对症治疗

保护脑细胞功能,防治脑水肿;保持呼吸道通畅;防治出血;积极防治各种感染;加强护理,防止压疮;保持大便通畅;注意口腔护理;严密观察病情,等等。

四、健康教育与管理

(一)疾病知识指导

向患者和家属介绍肝脏疾病和肝性脑病的相关知识,指导其认识肝性脑病的各种诱发因素,要求患者自觉避免诱发因素,如戒烟戒酒、避免感染、保持排便通畅等。

(二)用药指导

指导患者严格按照医嘱规定的剂量、用法服药,了解药物的主要不良反应,

避免使用有损肝功能的药物,并定期门诊随访。

(三)照顾者指导

指导家属给予患者精神支持和生活照顾,帮助患者树立战胜疾病的信心。使患者家属了解肝性脑病的早期征象,指导家属学会观察患者的思想、性格、行为,以及睡眠等方面的改变,以便及时发现病情变化,及早治疗。

五、预后

肝性脑病的预后取决于肝细胞功能衰竭的程度,特别是肝细胞变性、坏死的程度及其发展速度,以及残余肝细胞数量及质量。对于肝细胞功能代谢尚可,或伴有门体分流的患者,诱因明确而又易于祛除者,预后较好。对于肝细胞功能差,伴有明显黄疸、腹水、低清蛋白血症,同时并发严重感染、上消化道大出血、水电解质及酸碱平衡紊乱、肝肾综合征者,预后极差。如临床上能够早发现、早治疗或在未出现肝性脑病前积极防治,患者预后相对较好。综合目前国内治疗效果,其病死率仍较高,生存率仍不足 30%。对于内科治疗无效而采用人工肝支持治疗后行肝移植者,预后较好,其 5 年生存率可达 70%,最长已达 13 年。

六、护理

肝性脑病的护理见表 5-1。

表 5-1 **肝性脑病的护理**

日期	项目	护理内容
入院当天	评估	1.一般评估:患者的神志、生命体征和皮肤等
		2.专科评估:患者的性格、精神状态和行为表现
	治疗	根据病情对患者实施保护措施,建立静脉通道
	检查	按医嘱做相关检查,如脑电图、化验血标本等
	药物	按医嘱正确使用降血氨药物、保肝药物、抗炎药物,注意用药后的观察
	活动	以卧床休息为主。专人护理,防止意外的发生
	饮食	1.合理饮食
		2.禁止蛋白质的摄入,昏迷患者可以鼻饲葡萄糖供给热量
	护理	1.做好入院介绍,主管护士自我介绍
		2.制定相关的护理措施,如口腔护理、留置管道护理,皮肤、毛发、会阴、肛周护理措施
		3.视病情做好各项监测记录
		4.根据病情留陪员,上床挡,确保安全

日期	项目	护理内容
第2天	健康宣教	向患者讲解疾病相关知识、安全知识、服药知识等,各种检查注意事项
	评估	神志、生命体征、精神状况及患者的心理状态,对疾病相关知识的了解等情况
	治疗	按医嘱执行治疗
	检查	继续完善检查
	药物	密切观察各种药物作用和不良反应
	活动	家属陪同下适当扩大活动范围,注意安全
	饮食	同前
	护理	1.基础护理、留置管道护理,皮肤、毛发、会阴、肛周护理
		2.加强病情观察,重视患者的异常表现,发现肝性脑病的先兆症状时,立即报告医师处理
		3.仔细询问病史,找出发病的诱因,通过避免和祛除诱因,减少该病的发作
		4.做好情志护理
		5.注意保护患者,防止意外的发生
第3~ 10天	健康宣教	讲解该病的一般诱发因素及饮食指导,避免和祛除病因
	活动	正常下床活动
	健康宣教	讲解该病的有关知识,指导和认识肝性脑病的各种诱发因素,防止和减少肝性脑病的发生。告知家属肝性脑病发生时的早期征象,以便患者发病时能得到及时的救治
	其他	同前
出院前 1天	健康宣教	出院宣教:
		1.服药指导
		2.饮食指导
		3.避免肝性脑病发作的诱因
		4.注意保暖,防外感,节饮食,调情志
		5.定时专科门诊复诊
出院随访		出院1周内电话随访第1次,1个月内随访第2次,3个月内随访第3次

第三节　细菌性肝脓肿

一、概述

(一)病因

因化脓性细菌侵入肝脏而形成的肝化脓性病灶,称为细菌性肝脓肿。细菌性肝脓肿的主要病因是继发于胆管结石、胆管感染,尤其是肝内胆管结石并引发化脓性胆管炎时,在肝内胆管结石梗阻的近端部位可引起散在多发小脓肿。此外,在肝外任何部位或器官的细菌性感染病灶,均可因脓毒血症的血行播散而发生本病。总之,不论何种病因引起细菌性肝脓肿,绝大多数都为多发性,其中可能有 1 个较大的脓肿,单个细菌性脓肿很少见。

(二)病理

化脓性细菌侵入肝脏后,正常肝脏在巨噬细胞作用下不发生脓肿。但当机体抵抗力下降时,细菌在组织中发生炎症,形成脓肿。血源性感染通常为多发性,胆源性感染脓肿也为多发性,且与胆管相通。肝脓肿形成发展过程中,大量细菌毒素被吸收而引起败血症、中毒性休克、多器官功能衰竭,或形成膈下脓肿、腹膜炎等。

二、护理评估

(一)健康史

了解患者的饮食、活动等一般情况,是否有胆管病史及胆管感染病史,体内部位有无化脓性病变,是否有肝外伤史。

(二)临床表现

(1)寒战和高热:最常见的症状。往往寒热交替,反复发作,多呈一天数次的弛张热,体温38~41 ℃,伴有大量出汗,脉率增快。

(2)腹痛:为右上腹肝区持续性胀痛,如位于肝右叶膈顶部的脓肿,则可引起右肩部放射痛。

(3)肝大:肝大而有压痛,如脓肿在肝脏面的下缘,则在右肋缘下可扪到肿大的肝或波动性肿块,有明显触痛及腹肌紧张;如脓肿浅表,则可见右上腹隆起;如脓肿在膈面,则横膈抬高,肝浊音界上升。

(4)乏力、食欲缺乏、恶心和呕吐,少数患者还出现腹泻、腹胀,以及难以忍受的呃逆等症状。

(5)黄疸:可有轻度黄疸;若继发于胆管结石胆管炎,可有中度或重度黄疸。

(三)辅助检查

1.实验室检查

血常规检查提示白细胞计数明显升高,中性粒细胞计数在 0.90 以上,有核左移现象或中毒颗粒。肝功能、血清转氨酶、碱性磷酸酶升高。

2.影像学检查

X 线检查能分辨肝内直径为 2 cm 的液性病灶,并明确部位与大小,计算机断层扫描(computed tomography,CT)、磁共振检查有助于诊断肝脓肝。

3.诊断性穿刺

B 超可以测定脓肿部位、大小及距体表深度,为确定脓肿穿刺点或手术引流提供了方便,可作为首选的检查方法。

(四)治疗原则

非手术治疗,应在治疗原发病灶的同时,使用大剂量有效抗生素和全身支持疗法。手术治疗,可进行脓肿切开引流术和肝切除术。

三、护理问题

(一)疼痛

疼痛与腹腔内感染、手术切口、引流管摩擦牵拉有关。

(二)体温过高

体温过高与感染、手术损伤有关。

(三)焦虑

焦虑与环境改变及不清楚疾病的预后、病情危重有关。

(四)口腔黏膜改变

口腔黏膜改变与高热、进食、进水量少有关。

(五)体液不足

体液不足与高热后大汗、液体摄入不足、引流液过多有关。

(六)潜在并发症

并发症如腹腔感染。

四、护理目标

(一)患者疼痛减轻或缓解

患者疼痛减轻或缓解表现为能识别并避免疼痛的诱发因素,能运用减轻疼痛的方法自我调节,不再应用止痛药。

(二)患者体温降低

患者体温降低表现为体温恢复至正常范围或不超过 38.5 ℃,发热引起的身心反应减轻或消失,舒适感增加。

(三)患者焦虑减轻

患者焦虑减轻表现为能说出焦虑的原因及自我表现;能有效运用应对焦虑的方法;焦虑感减轻,生理和心理上舒适感有所增加;能客观地正视存在的健康问题,对生活充满信心。

(四)患者口腔黏膜无改变

患者口腔黏膜无改变主要表现为患者能配合口腔护理;口腔清洁卫生、无不适感;口腔黏膜完好。

(五)患者组织灌注良好

组织灌注良好表现为患者循环血容量正常,皮肤黏膜颜色、弹性正常;生命体征平稳,体液平衡,无脱水现象。

(六)患者不发生并发症

不发生并发症或并发症能及时被发现和处理。

五、护理措施

(一)减轻或缓解疼痛

(1)观察和记录疼痛的性质、程度、伴随症状,评估诱发因素。

(2)加强心理护理,给予精神安慰。

(3)咳嗽、深呼吸时用手按压腹部,以保护伤口,减轻疼痛。

(4)妥善固定引流管,防止引流管来回移动引起疼痛。

(5)严重时注意生命体征的改变及疼痛的演变。

(6)指导患者使用松弛术、分散注意力等方法,如听音乐、相声或默数,以减轻患者对疼痛的敏感性,减少止痛药物的用量。

(7)在疼痛加重前,遵医嘱给予镇痛药,并观察、记录用药后的效果。

(8)向患者讲解用药知识,如药物的主要作用、用法,用药间隔时间,疼痛时及时应用止痛药。

(二)降低体温,妥善保暖

(1)评估体温升高程度及变化规律,观察生命体征、意识状态变化及食欲情况,以便及时处理。

(2)调节病房温度、相对湿度,保持室温在18~20 ℃,相对湿度在50%~70%,保证室内通风良好。

(3)给予清淡、易消化的高热量、高蛋白、高维生素的流质或半流质饮食,鼓励患者多饮水或饮料。

(4)嘱患者卧床休息,保持舒适体位,保持病房安静,以免增加患者的烦躁情绪。

(5)有寒战者,增加盖被或用热水袋、电热毯保暖,并做好安全护理,防止坠床。

(6)保持衣着及盖被适中,大量出汗后要及时更换内衣、床单,可在皮肤与内衣之间放入毛巾,以便更换。

(7)物理降温:体温超过38.5 ℃,根据病情选择不同的降温方法,如冰袋外敷、温水或乙醇擦浴、冰水灌肠等,降温半小时后测量体温1次,若降温时出现颤抖等不良反应,立即停用。

(8)药物降温:经物理降温无效后,可遵医嘱给予药物降温,并注意用药后反应,防止因大汗致使虚脱发生。

(9)高热患者应给予吸氧,氧浓度不超过40%,流量为2~4 L/min,可保证各重要脏器有足够的氧供应,减轻组织缺氧。

(10)保持口腔、皮肤清洁,口唇干燥应涂抹液状石蜡或护唇油,预防口腔、皮肤感染。

(11)定时测量并记录体温,观察、记录降温效果。

(12)向患者及家属介绍简单物理降温方法及发热时的饮食、饮水要求。

(三)减轻焦虑

(1)评估患者焦虑表现,协助患者寻找焦虑原因。

(2)向患者讲解情绪与疾病的关系,以及保持乐观情绪的重要性;总结以往对付挫折的经验,探讨正确的应对方式。

(3)为患者创造安全、舒适的环境:①多与患者交谈,但应避免自己的情绪反应与患者情绪反应相互起反作用。②帮助患者尽快熟悉环境。③用科学、熟练、安全的技术护理患者,取得患者信任。④减少对患者的不良刺激,如限制患者与其他焦虑情绪的患者或家属接触。

（4）帮助患者减轻情绪反应:①鼓励患者诉说自己的感觉,让其发泄愤怒、焦虑情绪。②理解、同情患者,耐心倾听,帮助其树立战胜疾病的信心。③分散患者注意力,如听音乐、与人交谈等。④消除对患者产生干扰的因素,如解决失眠等问题。

（5）帮助患者正确估计目前病情,配合治疗及护理。

（四）做好口腔护理

（1）评估口腔黏膜完好程度,讲解保持口腔清洁的重要性,使患者接受。

（2）向患者及家属讲解引起口腔黏膜改变的危险因素,介绍消除危险因素的有效措施,让其了解预防口腔感染的目的和方法。

（3）保持口腔清洁、湿润,鼓励进食后漱口,早、晚刷牙,必要时进行口腔护理。

（4）鼓励患者进食、饮水,温度要适宜,避免过烫、过冷饮食以损伤黏膜。

（5）经常观察口腔黏膜情况,倾听患者主诉,及早发现异常情况。

（五）纠正体液不足

（1）评估出血量、出汗量、引流量、摄入量等与体液有关的指标。

（2）准确记录出入水量,及时了解每小时尿量。若尿量<30 mL/h,则表示体液或血容量不足,应及时报告医师给予早期治疗。

（3）鼓励患者进食、进水,提供可口、营养丰富的饮食,增加机体摄入量。

（4）若有恶心、呕吐,应对症处理,防止体液丧失严重而引起代谢失衡。

（5）抽血监测生化值,以及时纠正失衡。

（6）密切观察生命体征变化及末梢循环情况。

（7）告诉患者体液不足的症状及诱因,使之能及时反映情况并配合治疗、护理。

（六）腹腔感染的防治

（1）严密监测患者体温、外周血白细胞计数、腹部体征,定期做引流液或血液的培养、抗生素敏感试验,以指导用药。

（2）指导患者妥善固定引流管的方法,活动时勿拉扯引流管,保持适当的松度,防止滑脱而使管内脓液流入腹腔。

（3）保持引流管通畅，避免扭曲受压，如有堵塞，可用少量等渗盐水低压冲洗及抽吸。

（4）观察引流液的量、性质，并做好记录。

（5）注意保护引流管周围皮肤，及时更换潮湿的敷料，保持其干燥，必要时涂以氧化锌软膏。

（6）在换药及更换引流袋时，严格执行无菌操作，避免逆行感染。

（7）告诉患者腹部感染时的腹痛变化情况，并应及时报告。

六、健康教育

（1）合理休息，注意劳逸结合，保持心情舒畅，增加患者适应性反应，减少心理应激，从而促进疾病康复。

（2）合理用药，有效使用抗生素，并给予全身性支持治疗，改善机体状态。

（3）保持引流有效性，注意观察引流的量、颜色，防止引流管脱落。

（4）当出现高热、腹痛等症状时，应及时有效处理，控制疾病进展。

（5）向患者讲解疾病相关知识，了解疾病病因、症状及注意事项，指导患者做好口腔护理，多饮水，预防并发症。

第四节　肝　硬　化

肝硬化是长期肝细胞坏死继发广泛纤维化伴结节形成的结果。一种或多种致病因子长期或反复损伤肝实质，致使肝细胞弥漫性变性、坏死和再生，进而引起肝脏结缔组织弥漫性增生和肝细胞再生，最后导致肝小叶结构破坏和重建，肝内血液循环发生障碍。肝功能损害和门脉高压为本病的主要临床表现，晚期常出现严重的并发症。

肝硬化是世界性疾病，所有种族，不论国籍、年龄或性别均可患病。男性和中年人易患病。在我国主要为肝炎后肝硬化。血吸虫病性、单纯酒精性、心源性、胆汁性肝硬化均少见。

一、病因

引起肝硬化的病因很多，以病毒性肝炎最为常见。同一病例可由一种、两种或两种以上病因同时或先后作用引起，有些病例则原因不明。

(一)病毒性肝炎

病毒性肝炎经慢性活动性肝炎阶段逐步演变为肝硬化,称为肝炎后肝硬化。乙型肝炎和丙型肝炎常见,甲型肝炎一般不发展为肝硬化。由急性或亚急性重型肝炎演变的肝硬化称为坏死后肝硬化。

(二)寄生虫感染

感染血吸虫病时,大量血吸虫卵进入肝窦前的门脉小血管内,刺激结缔组织增生引起门脉高压。肝细胞的坏死和增生一般不明显,没有肝细胞的结节再生。但如伴发慢性乙型肝炎,其结果多为混合结节型肝硬化。

(三)酒精中毒

酒精中毒主要由乙醇的中间代谢产物(乙醛)对肝脏的直接损害引起。酗酒引起长期营养失调,使肝脏对某些毒性物质的抵抗力降低,在发病机制上也起一定作用。

(四)胆汁淤积

肝外胆管阻塞或肝内胆汁淤积持续存在时,高浓度的胆酸和胆红素对肝细胞有损害作用,久之可发展为肝硬化。由肝外胆管阻塞引起的肝硬化称为继发性胆汁性肝硬化,由原因未明的肝内胆汁淤积引起的肝硬化称为原发性胆汁性肝硬化。

(五)循环障碍

慢性充血性心力衰竭、缩窄性心包炎和各种病因引起的肝小静脉阻塞综合征等,导致肝脏充血、肝细胞缺氧,引起小叶中央区肝细胞坏死及纤维组织增生,最终发展为肝硬化。

(六)药物和化学毒物

长期服用某些药物如双醋酚汀、辛可芬、异烟肼、甲基多巴、对氨基酸水杨酸钠和利福平等,或反复接触化学毒物如四氯化碳、磷、砷、氯仿等均可损伤肝脏,引起中毒性肝炎,最后演变为肝硬化。

(七)遗传和代谢性疾病

血友病、肝豆状核变性、半乳糖血症、糖原贮积等遗传代谢性疾病,也可发展为肝硬化,称为代谢性肝硬化。

(八)慢性肠道感染和营养不良

慢性菌痢、溃疡性结肠炎等常引起消化和吸收障碍,导致营养不良,同时肠内的细菌毒素及蛋白质腐败的分解产物等经门静脉到达肝内,引起肝细胞损害,演变为肝硬化。

(九)隐匿性肝硬化

病因难以肯定的称为隐匿性肝硬化,其中很大部分病例可能与隐匿性无黄疸型肝炎有关。

二、临床表现

肝硬化的病程发展一般比较缓慢,可能隐伏数年至数十年之久。由于肝脏具有很强的代偿功能,因此,早期临床表现常不明显或缺乏特征性。肝硬化的临床分期为肝功能代偿期和肝功能失代偿期。

(一)肝功能代偿期

一般症状较轻,缺乏特征性。常有乏力、食欲减退、消化不良、恶心、厌油、腹胀、中上腹隐痛或不适及腹泻,部分有踝部水肿、鼻出血、齿龈出血等症状。上述症状多呈间歇性,常因过度疲劳而发病,经适当休息及治疗可缓解。体征一般不明显,肝脏可轻度大,无或有轻度压痛,部分患者可有脾大。肝功能检查结果多在正常范围内或有轻度异常。

(二)肝功能失代偿期

随着疾病的进展,症状逐渐明显,肝脏常逐渐缩小,质变硬。临床表现主要是肝功能减退和门脉高压。

1.肝功能减退

(1)营养障碍:表现为消瘦、贫血、乏力、水肿、皮肤干燥而松弛、面色灰暗、黝黑、口角炎、毛发稀疏无光泽等。

(2)消化道症状:早期出现的食欲缺乏、腹胀、恶心、腹泻等消化道症状逐渐明显,稍进油腻肉食,即引起腹泻。部分患者还可出现轻度黄疸。

(3)出血倾向:轻者有鼻出血、齿龈出血,重者有胃肠道黏膜弥漫性出血及皮肤紫癜。这与肝脏合成凝血因子减少,脾大及脾功能亢进引起血小板计数减少有关。毛细血管脆性增加是出血倾向的附加因素。

(4)发热:部分患者可有低热,多为病变活动及肝细胞坏死时释出的物质影响体温调节中枢所致。此类发热用抗生素治疗无效,只有肝病好转时才能消失。如持续发热或高热,则提示合并感染、血栓性门静脉炎、原发性肝癌等。

(5)黄疸:表现为巩膜浅黄、尿色黄。如巩膜甚至全身皮肤黏膜呈深度金黄色,应考虑有肝硬化伴肝内胆汁瘀积的可能。

(6)内分泌功能失调的表现:肝脏对雌激素灭活作用减退导致脸、颈、肩、手背及上胸处的蜘蛛痣和/或毛细血管扩张。肝掌表现为大、小鱼际和指尖斑点状发红,加压后褪色。可出现男性患者乳房发育、睾丸萎缩、性功能减退,女性患者月经不调、闭经、不孕等。皮肤色素沉着,面色污黑、晦暗,可能由继发性肾上腺皮质功能减退所致,也可能与肝脏不能代谢黑色素有关。继发性醛固酮、抗利尿激素增加导致水、钠潴留,尿量减少,对水肿与腹水的形成也起重要促进作用。

2.门脉高压症

在肝硬化发展过程中,肝细胞的坏死、再生结节的形成、结缔组织增生和肝细胞结构的改建,使门静脉小分支闭塞、扭曲,门静脉血流障碍,导致门脉压力升高。

(1)脾大及脾功能亢进:门脉压力升高时,脾淤血、纤维结缔组织及网状内皮细胞增生,使脾大(多为正常的 2~3 倍,部分可平脐或达脐下)。脾大时常伴有脾功能亢进,表现为末梢血中白细胞和血小板计数减少,红细胞计数也可减少。胃底静脉破裂出血时脾缩小,输血、补液后渐增大。关于脾功能亢进的原因,可能为由于增生的网状内皮细胞对血细胞的吞噬、破坏作用加强;或由于脾产生某些体液因素抑制骨髓造血功能或加速血细胞的破坏。

(2)侧支循环的形成:因门静脉回流受阻,门静脉与腔静脉间的吻合支渐次扩张开放,形成侧支循环。胃冠状静脉与食管静脉丛吻合,形成食管下段和胃底静脉曲张。这些静脉位于黏膜下疏松组织中,常由于腹内压突然升高或消化液反流侵蚀及食物的摩擦而破裂出血。脐旁静脉与脐周腹壁静脉沟通,形成脐周腹壁静脉曲张,有时该处可听到连续的静脉杂音。直肠上静脉与直肠中、下静脉吻合扩张形成内痔。门静脉回流受阻时,侧支循环血流方向见图 5-1。

(3)腹水:腹水的产生表明肝硬化病情较重。初起时有腹胀感,体检可发现移动性浊音(腹水量>500 mL)。大量腹水可使横膈抬高而导致呼吸困难和心悸,腹部膨隆,腹壁皮肤张紧发亮,有移动性浊音和水波感。腹内压力明显升高时,脐可突出而形成脐疝。腹水出现的同时,常可发生肠胀气。部分腹水患者伴有胸腔积液,其中以右侧多见,两侧者较少。胸腔积液是腹水通过横膈淋巴管进入胸腔所致。腹水为草黄色漏出液。腹水形成的主要因素有清蛋白合成减少、蛋白质摄入和吸收障碍,当血浆清蛋白<30 g/L 时,血浆胶体渗透压降低,促使血浆外渗;门脉压力升高至 2.94~5.88 kPa(正常为 0.785~1.18 kPa),腹腔毛细血管的滤过压增高,组织液回吸收减少而漏入腹腔;进入肝静脉血流受阻使肝淋

巴液增加与回流障碍,淋巴管内压增高,造成大量淋巴液从肝包膜及肝门淋巴管溢出;肝脏对醛固酮、抗利尿激素灭活作用减退;腹水形成后循环血容量减少,通过肾小球旁器使肾素分泌增加,产生肾素-血管紧张素-醛固酮系统反应,醛固酮分泌增多,导致肾远曲小管水钠潴留作用加强,腹水进一步加重。

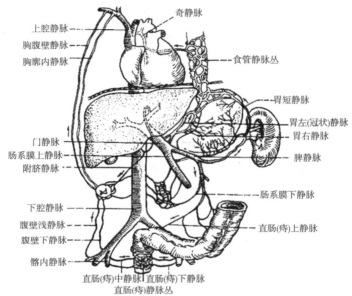

图 5-1　门静脉回流受阻时,侧支循环血流方向

（4）食管和胃底曲张静脉破裂出血:是门脉高压症的主要并发症,死亡率为30%～60%。当门静脉压力超过下腔静脉压力达 1.47～1.60 kPa 时,曲张静脉就可发生出血。曲张静脉大者比曲张静脉小者更易破裂出血。最常见的表现是呕血。出血可以是大量的,并迅速发生休克;也可自行停止,以后再发作。偶尔仅表现为便血或黑便。

3.肝肾综合征

肝肾综合征(功能性肾衰竭)指严重肝病患者出现肾脏功能不良,并排除其他引起肾脏功能不良的原因。肝肾综合征的发病机制尚未明确。肝肾综合征通常见于严重的肝脏疾病患者。主要表现为少尿、蛋白尿、尿钠低(<10 mmol/L),尿与血浆肌酐比值≥30：1,尿与血浆渗透压比值>1。这些尿的改变与急性肾小管坏死不同。肾脏功能损害的发展不一,一些患者于数天内肾脏功能完全丧失,另一些患者血清肌酐随肝脏功能逐渐恶化而缓慢上升达数周之久。

4.肝性脑病

肝性脑病指肝衰竭而导致代谢紊乱、中枢神经系统功能失调的综合征。肝性脑病是晚期肝硬化的最严重表现,也是常见致死原因。临床上以意识障碍和昏迷为主要表现。

　　肝硬化是肝性脑病的最主要原发病因。常见的诱发因素有上消化道出血,感染,摄入高蛋白饮食、含氮药物,大量利尿或放腹水,大手术,麻醉、服用安眠药和饮酒等。肝性脑病的发病机制尚未明了。主要有氨和硫醇中毒学说、假性神经介质学说、γ-氨基丁酸能神经传导功能亢进等学说。

　　临床上按意识障碍、神经系统表现和脑电图改变分为 4 期(表 5-2)。

表 5-2　肝性脑病分期

分　　期	精神状况	运动改变
亚临床期	常规检查无变化;完成工作或驾驶能力受损	完成常规精神运动试验或床边实验,如画图或数字连接的能力受损
Ⅰ期(前驱期)	思维紊乱、淡漠、激动、欣快、不安、睡眠紊乱	细震颤,协调动作缓慢,扑翼样震颤
Ⅱ期(昏迷前期)	嗜睡、昏睡、定向障碍、行为失常	扑翼样震颤,发音困难,初级反射出现
Ⅲ期(昏睡期)	思维明显紊乱,言语费解	反射亢进,巴宾斯基征,尿便失禁,肌阵挛,过度换气
Ⅳ期(昏迷期)	昏迷	去大脑体位,短促的眼头反射,疼痛刺激反应早期存在,进展为反应减弱和刺激反应消失

　　肝性脑病患者呼气中常有一种类似烂苹果样臭味,这与肝脏不能分解甲硫氨酸中间产物二甲基硫和甲基硫醇有关,肝臭可在昏迷前出现,是预后不良的征象。

　　5.其他

　　肝硬化患者常因抵抗力降低,并发各种感染,如支气管炎、肺炎、自发性腹膜炎、结核性腹膜炎、尿道感染等。腹膜炎发生的机制可能是细菌通过血液或淋巴液播散入腹腔,并可穿过肠壁而入腹腔。腹水患者易于发生,病死率高,早期诊断非常重要。自发性腹膜炎起病较急者常为腹痛和腹胀。起病缓者则多为低热或不规则的发热,伴有腹部隐痛、恶心、呕吐及腹泻。体检可发现腹膜刺激征,腹水性质由漏出液转为渗出液。

　　长期低钠盐饮食、利尿及大量放腹水易发生低钠血症和低钾血症。长期使用高渗葡萄糖溶液与肾上腺糖皮质激素、呕吐及腹泻也可使钾和氯减少,而产生低钾、低氯血症,并致代谢性碱中毒和肝性脑病。

(三)肝脏体征

肝脏大小不一,早期肝大、质地中等或中等偏硬,晚期缩小、坚硬、表面呈颗粒状或结节状。一般无压痛,但在肝细胞进行性坏死或并发肝炎或肝周围炎时,则可有触痛与叩击痛。肝边缘锐利提示无炎症活动,边缘圆钝表明有炎症、水肿、脂肪浸润或纤维化。肝硬化时右叶下缘不易触及而左叶增大。

三、检查

(一)血常规

白细胞和血小板计数明显减少。失血、营养障碍、叶酸及维生素 B_{12} 缺乏导致缺铁性或巨幼红细胞性贫血。

(二)肝功能检查

早期蛋白电泳即显示球蛋白增高,而清蛋白到晚期才降低。絮状及浊度试验在肝功能代偿期可正常或轻度异常,而在失代偿期多为异常。失代偿期转氨酶活力可呈轻、中度升高,一般以谷丙转氨酶活力升高较明显,肝细胞有严重坏死时,则谷草转氨酶活力常高于谷丙转氨酶。

静脉注射磺溴酞 5 mg/kg,45 分钟后,正常人血内滞留量应低于 5%,肝硬化时多有不同程度的增加。磺溴酞可有变态反应,检查前应做皮内过敏试验。吲哚菁青绿也是一种染料,一般静脉注射 0.5 mg/kg,15 分钟后,正常人血中滞留量<10%,肝硬化尤其是结节性肝硬化患者的潴留值明显增高,在 30% 以上。本试验为诊断肝硬化的最好方法,比溴磺酞试验更敏感,更安全可靠。

肝功能代偿期,血中胆固醇多正常或偏低;失代偿期,血中胆固醇下降,特别是胆固醇酯部分常低于正常水平。凝血酶原时间测定在代偿期可正常,失代偿期则呈不同程度延长,尽管注射维生素 K 也不能纠正。

(三)影像学检查

B 超检查可探查肝、脾大小及有无腹水。可显示脾静脉和门静脉有无增宽,有助于诊断。食管静脉曲张时,吞钡 X 线检查可见蚯蚓或串珠状充盈缺损,纵行黏膜皱襞增宽。胃底静脉曲张时,可见菊花样充盈缺损。放射性核素肝脾扫描可见肝摄取减少、分布不规则,脾摄取增加,脾大可明显显影。

(四)纤维食管镜检查

纤维食管镜检查可见食管钡餐检查阴性的食管静脉曲张。

（五）肝穿刺活组织检查

肝活组织检查常可明确诊断，但此为创伤性检查，仅在临床诊断确有困难时才选用。

（六）腹腔镜检查

腹腔镜检查可直接观察肝脏表面、色泽、边缘及脾等改变，并可在直视下进行有目的穿刺活组织检查，对鉴别肝硬化、慢性肝炎和原发性肝癌，以及明确肝硬化的病因很有帮助。

四、基本护理

（一）观察要点

一般症状和体征的观察：观察患者全身情况，有无消瘦、贫血、乏力、面色灰暗黝黑、口角炎、毛发稀疏无光泽等营养障碍表现。观察皮肤黏膜、巩膜有无黄染，尿色有无变化。注意蜘蛛痣、杵状指、色素沉着、肝臭、水肿、男性乳房发育等体征。了解有无肝区疼痛、食欲缺乏、厌油、恶心、呕吐、排便不规则、腹胀等消化道症状。

（二）并发症的观察

1.门脉高压症

观察腹水、腹胀和其他压迫症状，腹壁静脉曲张、痔出血、贫血，以及鼻出血、齿龈出血、瘀点、瘀斑、呕血、黑便。

2.腹水

观察尿量、腹围、体重变化和有无水肿。

3.肝性脑病

注意意识和精神活动，有无嗜睡、昏睡、昏迷、定向障碍、胡言乱语，有无睡眠节律紊乱和扑翼样震颤。

（三）一般护理

1.合理的休息

研究证明卧位与站立时肝脏血流量有明显差异，前者比后者多40%以上。因此合理的休息既可减少体能消耗，又能降低肝脏负荷、增加肝脏血流量，防止肝功能进一步受损和促进肝细胞恢复。肝功能代偿期患者应适当减少活动和工作强度，注意休息，避免劳累。若病情不稳定、肝功能试验异常，则应减少活动，充分休息。有发热、黄疸、腹水等表现的失代偿患者，应以卧床休息为主，并保证充足的睡眠。

2.正确的饮食

饮食营养是改善肝功能的基本措施之一。正确的进食和合理的营养,能促进肝细胞再生,反之则会加重病情,诱发上消化道出血、肝昏迷、腹泻等。肝硬化患者应以高热量、高蛋白、高维生素且易消化的食物为宜。适当限制动物脂肪的摄入。不食增加肝脏解毒负荷的食物和药物。一般要求每天总热量在 10.46~12.55 kJ(2.5~3.0 kcal)。蛋白质每天 100~150 g,蛋白食物宜多样化、易消化、含有丰富的必需氨基酸。脂肪每天 40~50 g。要有足量的 B 族维生素、维生素 C 等。为防便秘,可给予患者含纤维素多的食物。肝功能明显减退的晚期患者或有肝昏迷先兆患者给予低蛋白饮食,限制蛋白每天在 30 g 左右。伴有腹水者按病情给予低盐(每天 3~5 g)和无盐饮食。腹水严重时应限制每天的入水量。黄疸患者补充胆盐。禁忌饮酒、咖啡、烟草和高盐食物。避免有刺激性及粗糙坚硬的食物,进食时应细嚼慢咽,以防引起食管或胃底静脉破裂出血。教育患者和家属认识到正确饮食和合理营养的意义,并且理解饮食疗法必须长期持续,要有耐心和毅力,使患者能正确的掌握、家属能予以监督。

(四)心理护理

肝硬化患者病程漫长,久治不愈,尤其进入失代偿期后,患者心身遭受很大痛苦,承受的心理压力大,心理变化也大,因此在常规治疗护理中更应强调心理护理,须做好以下几方面:①保持病房的整洁、安静、舒适,从视、听、嗅、触等方面消除不良刺激,使患者在生活起居感到满意。②对病情稳定者,要主动指导患者和家属掌握治疗性自我护理方法,包括通过多种形式宣教有关医疗知识,消除他们恐惧悲观感,树立信心;帮助分析并发症发生的诱因,增强患者预防能力;对心理状态稳定型患者可客观地介绍病情及检查化验结果,以取得其配合。③对病情反复发作者,要热情帮助其恢复生活自理能力,增加战胜疾病的信心。对忧郁悲观型患者应予极大的同情心,充分理解他们,帮助他们解决困难。对怀疑类型的患者应明确告知诊断无误,客观介绍病情,并使其冷静面对现实。④根据病情需要适当安排娱乐活动。

(五)药物治疗的护理

严重患者特别是老年患者进食少时,可静脉供给能量,以补充机体所需。研究表明,80%~100%的肝硬化患者存在程度不同的蛋白质能量营养不足。因此老年人按每天每千克体重摄入 1.0 g 蛋白质作为基础要量,附加由疾病相关因素造成的额外丢失。补充蛋白质(氨基酸)时,应提供以必需氨基酸为主的氨基酸溶液。若肝功损害严重,则以含丰富支链氨基酸(45%)的溶液作为氨源为佳。目前冰冻血浆的使用越来越广泛,使用过程中应注意掌握正确的融化方法和输注不良反应的观察。一般融化后不再复冻。

使用利尿剂时,应教会患者正确服用利尿剂。通常需向患者讲述常用利尿剂的作用及不良反应。指导患者掌握利尿剂观察方法,如体重每天减少0.5 kg,尿量每天达2 000～2 500 mL,腹围逐渐缩小。

第五节 胆 囊 炎

胆囊炎是最常见的胆囊疾病,常与胆石症同时存在。女性患者多于男性患者。胆囊炎分为急性和慢性两种。

一、临床表现

急性胆囊炎可出现右上腹撑胀疼痛、体位改变和呼吸时疼痛加剧、右肩或后背部放射性疼痛、高热、寒战,并可有恶心、呕吐。慢性胆囊炎常出现消化不良、上腹不适或钝疼,可有恶心、腹胀及嗳气,进食油腻食物后加剧。

胆囊炎并发胆石症者结石嵌顿时,可引起穿孔,导致腹膜炎,疼痛加重,甚至出现中毒性休克或衰竭。胆囊炎胆石症可加重或诱发冠心病,引起心肌缺血性改变。专家认为胆囊结石是诱发胆囊癌的重要因素之一。胆囊炎胆石症常可引起胰腺炎,由胆管疾病引起的急性胰腺炎约占50%。

二、治疗原则

(1)无症状的胆囊结石患者根据结石大小数目、胆囊壁病变确定是否手术及手术时机。应择期行胆囊切除术,有条件医院应用腹腔镜行胆囊切除术。

(2)有症状的胆囊结石患者用开放法或腹腔镜方法行胆囊切除术。

(3)胆囊结石伴有并发症时,如急性胆囊积液或积脓、急性胆石性胰腺炎胆管结石或胆管炎,应即刻行胆囊切除术。

三、护理措施

(一)术前护理

(1)按一般外科术前常规护理。

（2）低脂饮食。

（3）急性期应给予静脉输液，以纠正电解质紊乱；输血或血浆，以改善全身情况。

（4）患者如有中毒性休克表现，应先补足血容量，用升压药等纠正休克，待病情好转后手术治疗。

（5）黄疸严重者，有皮肤瘙痒，做好皮肤护理，防止瘙痒时皮肤破损，出现皮肤感染，同时注意黄疸患者，由于胆管内胆盐缺乏，维生素 K 吸收障碍，容易引起凝血功能障碍，术前应注射维生素 K。出现高热者，按高热护理常规护理。

（6）协助医师做好各项检查，如肝功能、心电图、凝血酶原时间测定、超声波、胆囊造影等，肝功能损害严重者应给予保肝治疗。

（7）需做胆总管与胆管吻合术时，应做胆管准备。

（8）手术前一天晚餐禁食，术晨按医嘱留置胃管，抽尽胃液。

（二）术后护理

（1）按一般外科手术后护理常规及麻醉后护理常规护理。

（2）血压平稳后改为半坐卧位，以利于引流。

（3）禁食期间，给予静脉输液，维持水电解质平衡。

（4）停留胃管，保持胃管通畅，观察引流液性质并记录量，术后 2～3 天肠蠕动恢复正常，可拔除胃管，进食流质，以后逐渐改为低脂半流质，注意患者进食后反应。

（5）注意腹部伤口渗液，如渗液多，应及时更换敷料。

（6）停留 T 管引流，保持胆管引流管通畅，并记录 24 小时引流量及性质。

（7）引流管停留时间长、引流量多者，要注意患者饮食及消化功能，食欲差者，可口服去氧胆酸、胰酶片或中药。

（8）胆总管内有残存结石或泥沙样结石，术后两周可行 T 管冲洗。

（9）防止 T 管脱落，除手术部位时要固定牢靠外，应将 T 管用别针固定于腹带上。

（10）防止逆行感染：T 管引流所接的消毒引流瓶（袋）每周更换两次，更换引流袋要在无菌操作下进行。腹壁引流伤口每天更换敷料一次。

（11）注意水电解质平衡，注意有无低钾、低钠症状出现，注意黄疸消退情况。

（12）拔 T 管指征及注意事项：一般术后 10～14 天，患者无发热、无腹痛、大便颜色正常，黄疸消退，胆汁引流量逐天减少至 50 mL 以下，胆汁颜色正常，呈金黄色、澄清时，用低浓度的胆影葡胺做 T 管造影，以了解胆管远端是否通畅，如通畅可试行钳夹 T 管或提高 T 管至距离腋后线10～20 mL 处,如有上腹胀痛、发热、黄疸加深等情况出现,说明胆管下端仍有梗阻,应立即开放引流管,继续引流,如钳夹 T 管 48 小时后无任何不适,方可拔管。拔管后1～2 天可有少量胆汁溢出,应及时更换敷料,如有大量胆汁外溢应报告医师处理。拔管后还应观察患者食欲,以及腹胀、腹痛、黄疸、体温和大便情况。

第六节　胆　囊　结　石

　　胆囊结石是指原发于胆囊的结石,是胆石症中最多的一种疾病。近年来随着卫生条件的改善及饮食结构的变化,胆囊结石的发病率呈升高趋势,已高于胆管结石。胆囊结石以女性多见,男女患者之比为 1∶(3～4),其以胆固醇结石或以胆固醇为主要成分的混合性结石为主。少数结石可经胆囊管排入胆总管,大多数存留于胆囊内,且结石越聚越大,可呈多颗小米粒状,在胆囊内可存在数百粒小结石,也可呈单个巨大结石,有些患者终身无症状而在尸检中发现(静止性胆囊结石),大多数反复发作腹痛症状,一般小结石容易嵌入胆囊管发生阻塞引起胆绞痛症状,发生急性胆囊炎。

一、诊断

(一)症状

1.胆绞痛

　　胆绞痛是胆囊结石并发急性胆囊炎时的典型表现,多在进油腻食物后发生胆囊收缩,结石移位并嵌顿于胆囊颈部,胆囊压力升高后强力收缩而发生绞痛。小结石通过胆囊管或胆总管时可发生典型的胆绞痛,疼痛位于右上腹,呈阵发性,可向右肩背部放射,伴恶心、呕吐,呕吐物为胃内容物,吐后症状并不减轻。存留在胆囊内的大结石堵塞胆囊腔时并不引起典型的胆绞痛,故胆绞痛常反映结石在胆管内的移动。急性发作,特别是发生坏疽性胆囊炎时还可出现高热、畏寒等明显的感染症状,严重病例由于炎性渗出或胆囊穿孔可引起局限性腹膜炎,从而出现腹膜刺激症状。胆囊结石一般无黄疸,但 30% 的患者因伴有胆管炎或肿大的胆囊压迫胆管,肝细胞损害时也可有一过性黄疸。

2.胃肠道症状

大多数慢性胆囊炎患者有不同程度的胃肠道功能紊乱,表现为右上腹隐痛不适、厌油、进食后上腹饱胀感,常被误认为"胃病"。有近半数的患者早期无症状,称为静止性胆囊结石,此类患者在长期随访时仍有部分出现腹痛等症状。

(二)体征

1.一般情况

无症状期间患者大多一般情况良好,少数急性胆囊炎患者在发作期可有黄疸,症状重时可有感染中毒症状。

2.腹部情况

如无急性发作,患者腹部常无明显异常体征,部分患者右上腹可有深压痛。急性胆囊炎患者可有右上腹饱满、呼吸运动受限、右上腹触痛及肌紧张等局限性腹膜炎体征,Murphy 征阳性。有 1/3～1/2 的急性胆囊炎患者,在右上腹可扪及肿大的胆囊或由胆囊与大网膜粘连形成的炎性肿块。

(三)检查

1.化验检查

胆囊结石合并急性胆囊炎有血液白细胞计数升高,少数患者丙氨酸转氨酶也升高。

2.B超检查

B超检查简单易行,价格低廉,且不受胆囊大小、功能、胆管梗阻或结石含钙多少的影响,诊断正确率可达 96% 以上,是首选的检查手段。典型声像特征是胆囊腔内有强回声光团并伴声影,改变体位时光团可移动。

3.胆囊造影检查

胆囊造影能显示胆囊的大小及形态并了解胆囊收缩功能,但易受胃肠道功能、肝功能及胆囊管梗阻的影响,应用很少。

4.X 线检查

腹部 X 线平片对胆囊结石的显示率为 10%～15%。

5.十二指肠引流检查

有无胆汁可确定是否有胆囊管梗阻,胆汁中出现胆固醇结晶提示结石存在,但此项检查目前已很少用。

6.其他影像学检查

在 B 超不能确诊或者怀疑有肝内胆管、肝外胆管结石或胆囊结石术后多年复发又疑有胆管结石者,可酌情选用 CT、磁共振成像、经内镜逆行胰胆管造影中某一项或几项诊断方法。

(四)诊断要点

1.症状

20％～40％的胆囊结石可终身无症状,称为"静止性胆囊结石"。有症状的胆囊结石的主要临床表现为进食后,特别是进油腻食物后,出现上腹部或右上腹部隐痛不适、饱胀,伴嗳气、呃逆等。

2.胆绞痛

胆囊结石的典型表现,疼痛位于上腹部或右上腹部,呈阵发性,可向肩胛部和背部放射,多伴恶心、呕吐。

3.Mirizzi 综合征

持续嵌顿和压迫胆囊壶腹部和颈部的较大结石,可引起肝总管狭窄或胆囊管瘘,以及反复发作的胆囊炎、胆管炎及梗阻性黄疸,称"Mirizzi 综合征"。

4.胆囊触痛征

右上腹部局限性压痛、肌紧张,阳性。

5.B 超检查

胆囊暗区有一个或多个强回声光团,并伴声影。

(五)鉴别诊断

1.肾绞痛

胆绞痛需与肾绞痛相鉴别,后者疼痛部位在腰部,疼痛向外生殖器放射,伴有血尿,可有尿路刺激症状。

2.胆囊非结石性疾病

胆囊良、恶性肿瘤,胆囊息肉样病变等,B 超、CT 等影像学检查可提供鉴别线索。

3.胆总管结石

胆总管结石可表现为高热、黄疸、腹痛,超声等影像学检查可以鉴别,但有时胆囊结石可与胆总管结石并存。

4.消化性溃疡性穿孔

此类患者多有溃疡病史,腹痛发作突然并很快波及全腹,腹壁呈板状强直,腹部 X 线平片可见膈下游离气体。较小的十二指肠穿孔,或穿孔后很快被网膜包裹从而形成一个局限性炎性病灶时,易与急性胆囊炎混淆。

5.内科疾病

一些内科疾病如肾盂肾炎、右侧胸膜炎、肺炎等,也可发生右上腹疼痛症状,若注意分析不难获得正确的诊断。

二、治疗

(一)一般治疗

饮食宜清淡,防止急性发作,对无症状的胆囊结石应定期 B 超随诊,伴急性炎症者注意维持水电解质平衡,并静脉应用抗生素。

(二)药物治疗

溶石疗法服用鹅去氧胆酸或熊去氧胆酸对胆固醇结石有一定溶解效果,主要用于胆固醇结石。但此种药物有肝毒性,服药时间长,反应大,价格贵,停药后结石易复发。其适应证为胆囊结石直径在 2 cm 以下;结石为含钙少的 X 线能够透过的结石;胆囊管通畅;患者的肝脏功能正常,无明显的慢性腹泻病史。目前多主张采取熊去氧胆酸单用或与鹅去氧胆酸合用,不主张单用鹅去氧胆酸。鹅去氧胆酸总量为15 mg/(kg·d),分次口服。熊去氧胆酸为 8~10 mg/(kg·d),分餐后或晚餐后 2 次口服。疗程为 1~2 年。

(三)手术治疗

对于无症状的静止胆囊结石,一般认为无须施行手术切除胆囊。但有下列情况时,应进行手术治疗:①胆囊造影胆囊不显影;②结石直径超过 2~3 cm;③并发糖尿病且在糖尿病已控制时;④老年人或有心肺功能障碍者。

腹腔镜胆囊切除术适于无上腹创伤及手术史者,无急性胆管炎、胰腺炎和腹膜炎及腹腔脓肿的患者。对并发胆总管结石的患者应同时行胆总管探查术。

1.术前准备

择期胆囊切除术后引起死亡的最常见原因是心血管疾病。这强调了详细询问病史发现心绞痛和仔细进行心电图检查注意有无心肌缺血或以往心肌梗死证据的重要性。此外还应寻找脑血管疾病特别是一过性缺血发作的症状。若病史阳性或有问题时应做非侵入性颈动脉血流检查。此时对择期胆囊切除术应当延期,按照指征在冠状动脉架桥或颈动脉重新恢复血管流通后施行。除心血管病外,引起择期胆囊切除术后第二位的死亡原因是肝胆疾病,主要是肝硬化。除术中出血外,还可发生肝衰竭和败血症。自从在特别挑选的患者中应用预防性措施以来,择期胆囊切除术后感染中毒性并发症的发生率已有明显下降。慢性胆囊炎患者胆汁内的细菌滋生率占10％～15％；而在急性胆囊炎消退期患者中则高达50％。细菌菌种为肠道菌如大肠埃希菌、产气克雷伯杆菌和粪链球菌，其次也可见到产气荚膜杆菌、类杆菌和变形杆菌等。胆管内细菌的发生率随年龄增长而增长，故主张年龄在60岁以上、曾有过急性胆囊炎发作刚恢复的患者，术前应预防性使用抗生素。

2.手术治疗

对有症状胆石症已成定论的治疗是腹腔镜胆囊切除术。虽然此技术的常规应用时间尚短，但是其结果十分突出，以致仅在不能施行腹腔镜手术或手术不安全时，才选用开腹胆囊切除术，包括无法安全地进入腹腔完成气腹，或者由于腹内粘连，或者由于解剖异常不能安全地暴露胆囊等。外科医师在遇到胆囊和胆管解剖不清，以及遇到止血或胆汁渗漏而不能满意地控制时，应当及时中转开腹。目前，中转开腹率在5％以下。

（四）其他治疗

体外震波碎石适用于胆囊内胆固醇结石直径不超过3 cm，且胆囊具收缩功能。治疗后部分患者可发生急性胆囊炎或结石碎片进入胆总管而引起胆绞痛和急性胆管炎，此外碎石后不能防止结石的复发。因其并发症多，疗效差，现已基本不用。

三、护理措施

（一）术前护理

1.饮食指导

患者选用低脂肪、高蛋白质、高糖饮食。因为脂肪饮食可促进胆囊收缩排出胆汁，加剧疼痛。

2.术前用药

严重的胆石症发作性疼痛可使用镇痛剂和解痉剂，但应避免使用吗啡，因吗啡有收缩胆总管的作用，可加重病情。

3.病情观察

应注意观察胆石症急性发作患者的体温、脉搏、呼吸、血压、尿量及腹痛情况，及时发现有无感染性休克征兆。注意患者皮肤有无黄染及粪便颜色变化，以确定有无胆管梗阻。

（二）术后护理

（1）症状观察及护理：定时监测患者生命体征的变化，注意有无血压下降、体温升高及尿量减少等全身中毒症状,及时补充液体,保持出入量平衡。

(2)T形管护理:胆总管切开放置 T 形管是为了引流胆汁,使胆管减压。①T形管应妥善固定,防止扭曲、脱落。②保持 T 形管无菌,每天更换引流袋,下地活动时引流袋应低于胆囊水平,避免胆汁回流。③观察并记录每天胆汁引流量、颜色及性质,防止胆汁淤积引起感染。④拔管:如果 T 形管引流通畅,胆汁色淡黄、清澄、无沉渣且无腹痛、无发热等症状,术后 10～14 天可夹闭管道。开始每天夹闭 2～3 小时,无不适可逐渐延长时间,直至全天夹管。在此过程中要观察患者有无体温增高、腹痛、恶心、呕吐及黄疸等。经 T 形管造影显示胆管通畅后,再引流 2～3 天,以及时排出造影剂。经观察无特殊反应,可拔除T形管。

(3)健康指导:进少油腻、高维生素、低脂饮食。烹调方式以蒸、煮为宜,少吃油炸类的食物。

(4)适当体育锻炼,提高机体抵抗力。

第七节　胰　腺　疾　病

一、胰腺解剖生理概要

(一)解剖

胰腺位于腹膜后,横贴在腹后壁,相当于第 1～2 腰椎前方,分为头、颈、体、尾四部分,总长15～20 cm,头部与十二指肠第二段紧密相连,两者属同一血液供应系统。胰尾靠近脾门,这两者也属同一血液供应系统。胰管与胰腺长轴平行,主胰管直径2～3 mm,多数人的主胰管与胆总管汇合形成共同通道,开口于十二指肠第二段的乳头部,少数人胰管与胆总管分别开口在十二指肠。两者开口于十二指肠又是胆、胰发生逆行感染的解剖基础。胰腺除主胰管外,有时有副胰管。

(二)生理

胰腺具有内、外分泌的双重功能,内分泌功能主要由分散在胰腺实质内的胰岛来实现,其最主要功能是调控血糖。胰腺的外分泌功能是分泌胰液,每天分泌可达 750～1 500 mL。呈强碱性,含有多种消化酶,其中含有蛋白酶、淀粉酶、脂肪酶等。外分泌是由腺细胞分泌的胰液,进入胰管,经共同通道排入十二指肠,胰液的分泌受神经、体液的调节。

二、急性胰腺炎

(一)病因

1.梗阻因素

梗阻是最常见原因,常见于胆总管结石、胆管蛔虫病、Oddi 括约肌水肿和痉挛等引起的胆管梗阻,以及胰管结石、肿瘤导致的胰管梗阻。

2.乙醇中毒

乙醇引起 Oddi 括约肌痉挛,使胰管引流不畅、压力升高。同时乙醇刺激胃酸分泌,胃酸又刺激促胰液素和缩胆囊素分泌增多,促使胰腺外分泌增加。

3.暴饮暴食

大量食用高蛋白、高脂肪食物及过量饮酒可刺激胰腺大量分泌,导致胃肠道功能紊乱,或因剧烈呕吐导致十二指肠内压骤增,十二指肠液反流,共同通道受阻。

4.感染因素

腮腺炎病毒、肝炎病毒、伤寒杆菌等经血流和淋巴进入胰腺所致。

5.损伤或手术

胃胆管手术或胰腺外伤、内镜逆行胰管造影等因素可直接或间接损伤胰腺,导致胰腺缺血、Oddi 括约肌痉挛或刺激迷走神经,使胃酸、胰液分泌增加也可导致发病。

6.其他因素

内分泌或代谢性疾病如高脂血症、高钙血症等,某些药物如利尿剂、吲哚美辛、硫唑嘌呤等均可损害胰腺。

(二)病理生理

根据病理改变可分为水肿性胰腺炎和出血坏死性胰腺炎两种。基本病理改变是水肿、出血和坏死,严重者可并发休克、化脓性感染及多脏器衰竭。

(三)临床表现

1.腹痛

大多为突然发作性腹痛,常在饱餐后或饮酒后发病。多为全上腹持续剧烈疼痛伴有阵发性加重,向腰背部放射,疼痛与病变部位有关:胰头部以右上腹痛为主,向右肩部放射;胰尾部以左上腹为主,向左肩放射;累及全胰则呈束带状腰背疼痛。重型患者腹痛延续时间较长,由于渗出液扩散,腹痛可弥散至全腹,并有麻痹性肠梗阻现象。

2.恶心、呕吐

早期为反射性频繁呕吐,多为胃十二指肠内容物,后期因肠麻痹或肠梗阻可呕吐小肠内容物。呕吐后腹胀不缓解为其特点。

3.发热

发热与病变程度相一致。重型胰腺炎继发感染或合并胆管感染时可持续高热,如持续高热不退则提示合并感染或并发胰周脓肿。

4.腹胀

腹胀是重型胰腺炎的重要体征之一,其原因是腹膜炎造成麻痹性肠梗阻所致。

5.黄疸

黄疸多在胆源性胰腺炎时发生。严重者可合并肝细胞性黄疸。

6.腹膜炎体征

水肿性胰腺炎时,压痛只局限于上腹部,常无明显肌紧张;出血性坏死性胰腺炎压痛明显,并有肌紧张和反跳痛,范围较广泛或波及全腹。

7.休克

严重患者出现休克,表现为脉细速、血压降低、四肢厥冷、面色苍白等。有的患者以突然休克为主要表现,称为暴发性急性胰腺炎。

8.皮下瘀斑

少数患者因胰酶及坏死组织液穿过筋膜与基层渗入腹壁下,可在季肋及腹部形成蓝棕色斑(Grey-turner征)或脐周皮肤青紫(Cullen 征)。

(四)辅助检查

1.胰酶测定

(1)血清淀粉酶:90%以上的患者血清淀粉酶升高,通常在发病后 3 小时后开始升高,12～24 小时达到高峰,3～5 天恢复正常。

(2)尿淀粉酶测定:通常在发病后 12 小时开始升高,24～48 小时开始达高峰,持续 5～7 天开始下降。

(3)血清脂肪酶测定:在发病 24 小时升高至 1.5 康氏单位(正常值 0.5～1.0 U)。

2.腹腔穿刺检查

穿刺液为血性混浊液体,可见脂肪小滴,腹水淀粉酶较血清淀粉酶值高3～8倍之多。并发感染时显脓性。

3.B超检查

B超检查可见胰腺弥漫性均匀肿大、界限清晰、内有光点反射,但较稀少,若炎症消退,上述变化持续1～2周即可恢复正常。

4.CT检查

CT显示胰腺弥漫肿大,边缘不光滑,当胰腺出现坏死时可见胰腺上有低密度、不规则的透亮区。

(五)临床分型

1.水肿性胰腺炎(轻型)

水肿性胰腺炎主要表现为腹痛、恶心、呕吐、腹膜炎体征、血和尿淀粉酶增高,经治疗后短期内可好转,病死率低。

2.出血坏死性胰腺炎(重型)

除上述症状、体征继续加重外,出血坏死性胰腺炎可有高热持续不退、黄疸加深、神志模糊和谵妄、高度腹胀、血性或脓性腹水、两侧腰部或脐下出现青紫瘀斑、胃肠出血、休克等;实验室检查:白细胞计数增多($>16\times10^9$/L)、红细胞和血细胞比容降低、血糖升高(>11.1 mmol/L)、血钙降低(<2.0 mmol/L)、动脉血氧分压<8.0 kPa(<60 mmHg)、血尿素氮或肌酐增高、酸中毒等,甚至出现急性肾衰竭、弥散性血管内凝血、急性呼吸窘迫综合征等。病死率较高。

(六)治疗原则

1.非手术治疗

急性胰腺炎大多采用非手术治疗:①严密观察病情;②应用抑制或减少胰液分泌的药物;③解痉镇痛;④有效抗生素防治感染;⑤抗休克、纠正水电解质平衡失调;⑥抗胰酶疗法;⑦腹腔灌洗;⑧激素和中医中药治疗。

2.手术治疗

(1)手术目的:清除含有胰酶、毒性物质和坏死的组织。

(2)手术指征:采用非手术疗法无效者;诊断未明确而疑有腹腔脏器穿孔或肠坏死者;合并胆管疾病;并发胰腺感染者。

(3)手术方式:有灌洗引流、坏死组织清除和规则性胰腺切除术、T形管引流和胃造瘘、空肠造瘘术等。

(七)护理措施

1.非手术期间的护理

(1)病情观察:严密观察患者神志,监测生命体征和腹部体征的变化,监测血气、凝血功能、血电解质变化,及早发现坏死性胰腺炎、休克和多器官衰竭。

(2)维持正常呼吸功能:给予高浓度氧气吸入,必要时给予呼吸机辅助呼吸。

(3)维护肾功能:详细记录每小时尿量、尿比重、出入水量。

(4)控制饮食、抑制胰腺分泌:对病情较轻者,可进少量清淡流质或半流质饮食,限制蛋白质摄入量,禁进脂肪。对病情较重或频繁呕吐者要禁食,行胃肠减压;遵医嘱给予抑制胰腺分泌的药物。

(5)预防感染:对病情重或胆源性胰腺炎患者给予抗生素,为预防真菌感染,应加用抗真菌药物。

(6)防治休克:维持水电平衡,应早期迅速补充水电解质、血浆、全血。患者还易发生低钾血症、低钙血症,在疾病早期应注意观察,及时矫正。

(7)心理护理:指导患者减轻疼痛的方法,解释各项治疗措施的意义。

2.术后护理

(1)术后各种引流管的护理:①熟练掌握各种管道的作用,将导管贴上标签后与引流装置正确连接,妥善固定,防止导管滑脱;②分别观察记录各引流管的引流液性状、颜色、量;③严格遵循无菌操作规程,定期更换引流装置;④保持引流通畅,防止导管扭曲,重型患者常有血块、坏死组织脱落,容易造成引流管阻塞,如有阻塞可用无菌温生理盐水冲洗,经常更换体位,以利引流;⑤冲洗液、灌洗液现用现配;⑥拔管护理:当患者体温正常并稳定 10 天左右,白细胞计数正常,腹腔引流液少于每天 5 mL、引流液淀粉酶测定正常后可考虑拔管。拔管后要注意拔管处伤口有无渗漏,如有渗液应及时更换敷料。拔管处伤口可在1周左右愈合。

(2)伤口护理:观察有无渗液、有无裂开,按时换药;并发胰外瘘时,要注意保持负压引流通畅,并用氧化锌糊剂保护瘘口周围皮肤。

(3)营养支持治疗与护理:根据患者营养评定状况,计算需要量,制订计划。第 1 阶段:术前和术后早期,需抑制分泌功能,使胰腺处于休息状态,同时因胃肠道功能障碍,此时需完全胃肠外营养2~3周。第 2 阶段:术后 3 周左右,病情稳定,肠道功能基本恢复,可通过空肠造瘘提供营养 3~4 周,称为肠道营养。第 3 阶段,逐渐恢复经口进食,称为胃肠内营养。

(4)做好基础生活护理和心理护理。

(5)并发症的观察与护理：①胰腺脓肿及腹腔脓肿，术后2周的患者出现高热、腹部肿块，应考虑其可能。一般为腹腔引流不畅，胰腺坏死组织及渗出液局部积聚感染所致。非手术疗法无效时应进行手术引流。②胰瘘：可观察到腹腔引流有无色透明腹腔液经常外漏，其中淀粉酶含量高，为胰液外漏所致，合并感染时引流液可显脓性。多数可逐渐自行愈合。③肠瘘：主要表现为明显的腹膜刺激征，引流液中伴有粪渣。瘘管形成后用营养支持治疗。长期不愈者，应考虑手术治疗。④假性胰腺囊肿：多数需手术行囊肿切除或内引流手术，少数患者经非手术治疗6个月可自行吸收。⑤糖尿病：胰腺部分切除后，可引起内、外分泌缺失。注意观察血糖、尿糖的变化，根据化验报告补充胰岛素。⑥心理护理：由于病情重、术后引流管多、恢复时间长，患者易产生悲观急躁情绪，因此应关心体贴鼓励患者，帮助患者树立战胜疾病的信心，积极配合治疗。

(八)健康教育

(1)饮食应少量多餐，注意食用富有营养易消化食物，避免暴饮暴食及酗酒。

(2)有胆管疾病、病毒感染者应积极治疗。

(3)告知会引发胰腺炎的药物种类，不得随意服药。

(4)有高糖血症，应遵医嘱口服降糖药或注射胰岛素，定时查血糖、尿糖，将血糖控制在稳定水平，防治各种并发症。

(5)出院4～6周，避免过度疲劳。

(6)门诊应定期随访。

三、胰腺癌、壶腹部癌及护理

胰腺癌是常见消化道肿瘤之一，以男性患者多见，40岁以上患者占80%，肿瘤发生在胰头部位占70%～80%，体尾部癌约占12%。其转移途径有血行、淋巴途径转移和直接浸润，癌细胞还可沿胰周神经由内向外扩散。壶腹部癌是指胆总管末段壶腹部和十二指肠乳头的恶性肿瘤，在临床上与胰腺癌有不少共同点，统称为壶腹周围癌。

(一)临床表现

1.腹痛和上腹饱胀不适

初期仅表现为上腹部胀闷感及隐痛。随病情加重，疼痛逐渐剧烈，并可牵涉到背部，胰头部癌疼痛多位于上腹居中或右上腹部疼痛，胰体尾部癌疼痛多在左上腹或左季肋疼痛。晚期可向背部放射，少数患者以此为首发症状,当肿瘤侵及腹膜后神经丛时,疼痛常剧烈难受,以夜间为甚,以致于患者常取端坐位。

2.消化道症状

患者常有食欲缺乏、恶心、呕吐、厌食油腻和动物蛋白饮食、消化不良、腹泻或便秘、呕吐和黑便。

3.黄疸

胰腺癌侵及胆管时可出现黄疸,其特征是进行性加深并伴尿黄,大便呈陶土色及皮肤瘙痒。胰头癌因其靠近胆管,故黄疸发生较早,胰体尾部癌距胆管较远,通常到晚期才发生黄疸。

4.乏力和消瘦

胰腺癌较早出现乏力及消瘦,常于短期内出现明显消瘦。

5.发热

少数患者可出现持续性或间歇性低热。

6.腹部肿块

患者主要表现为肝大,胆囊肿大,晚期患者可扪及胰腺肿大。

7.腹水

晚期患者可见腹水。

(二)辅助检查

1.实验室检查

(1)免疫学检查:癌胚抗原、胰腺胚胎抗原、胰腺癌相关抗原、胰腺癌特异抗原、糖类抗原 19-9 均增高。

(2)血清生化检查:早期可有血、尿淀粉酶增高,空腹血糖增高,糖耐量试验阳性,有黄疸时,血清胆红素增高、碱性磷酸酶升高、转氨酶轻度升高、尿胆红素阳性;无黄疸的胰体尾癌可见转肽酶升高。

2.影像学检查

影像学检查主要有超声波检查、CT、内镜逆行胰胆管造影检查、腹腔镜检查、X 线钡餐检查。

(三)治疗原则

治疗原则为早期发现、早期诊断、早期手术治疗。手术切除是胰头癌最有效的治疗方法。胰腺癌无远处转移者,应争取手术切除,常用的手术方法有胰头十二指肠切除术。对不能切除的患者,应行内引流手术,即胆总管与空肠或十二指肠吻合。术后采用综合治疗包括化学治疗、免疫治疗和放射治疗及中医中药治疗。为控制晚期患者的疼痛可采用剖腹或经皮行腹腔神经丛无水乙醇注射治疗。

(四)护理措施

1.手术前护理

(1)心理支持:每次检查及护理前给予患者解释,尊重患者心理调适的过程。

(2)控制血糖在稳定水平:检查患者血糖、尿糖,如有高血糖,应在严密监测血糖、尿糖的基础上调整胰岛素用量,将血糖控制在稳定水平。

(3)改善凝血功能:遵医嘱给予维生素 K。

(4)改善营养:术前应鼓励患者进富有营养的饮食,必要时给予胃肠外营养。

(5)术前日常规皮肤准备,术前晚灌肠。

2.手术后护理

(1)观察生命体征:由于胰头癌切除涉及的器官多、创伤重,术后要严密观察生命体征。

(2)防治感染:胰头十二指肠切除术手术大、范围广,消化道吻合多,感染机会多,故术后应遵医嘱静脉加用广谱抗生素。术后更换敷料应严格遵循无菌操作规程。

(3)维持水电解质和酸碱平衡:手术范围大、创伤大,术后引流管多,消化液及体液丢失,易导致脱水、低钾、低钙等,应准确记录出入量。按医嘱及时补充水和电解质,以维持其平衡。

(4)加强营养:术后给予静脉高营养,静脉输注血液、血浆、清蛋白及脂肪乳、氨基酸等。限制脂肪饮食,少量多餐。

(5)引流管护理:应妥善固定引流管,保持引流通畅,观察并记录引流液的颜色、性质和量。患者无腹胀、无腹腔感染、无引流液时可去除引流管。

(6)术后出血的防治与护理:观察患者有无切口出血、胆管出血及应激性溃疡出血。

(7)低血糖监测:胰头十二指肠切除患者术后易发生低血糖,注意每天监测血糖、尿糖变化。

(8)胰瘘的预防与护理:胰瘘多发生在术后 5～7 天。

(9)胆瘘的预防与护理:多发生于术后 2～9 天。表现为右上腹痛、发热、腹腔引流液呈黄绿色,T 形管引流量突然减少,有局限性或弥漫性腹膜炎表现,严重者出现休克症状。术后应保持 T 形管引流畅通,将每天胆汁引流量做好记录,发现问题及时与医师联系。

(10)化疗护理:适用于不能行根治性切除的胰腺癌、术后复发性胰腺癌和合并肝转移癌患者。

(11)心理护理:给予心理支持,促进早日痊愈。

(五)健康教育

(1)出院后对于胰腺功能不足、消化功能差的患者,除应用胰酶代替剂外,同时采用高蛋白、高糖、低脂肪饮食,给予脂溶性维生素。

(2)定期检测血糖、尿糖,发生糖尿病时给予药物治疗。

(3)3~6个月复查 1 次,如出现进行性消瘦、乏力、贫血、发热等症状,应回医院诊治。

护理管理

第一节　门诊护理管理

一、门诊护士服务规范

(一)护士仪表

(1)护士端庄文雅、淡妆上岗,给人以亲切、纯洁、文明的形象。

(2)工作衣帽干净、整洁,勤换洗,正确佩戴胸牌(左上方)。

(3)头发保持清洁、整齐,短发前不遮眉、后不过领,长发者需盘起。

(4)保持手部清洁,不留长指甲,不涂指甲油。

(5)穿护理部、门诊部统一发放的白色鞋子和肤色袜子,并保持鞋子、袜子清洁无破损,不穿高跟鞋、响声鞋。

(6)饰物:上班期间除项链、耳钉外,不佩戴其他首饰。

(7)外出期间着便装,不穿工作服进食堂就餐或出入其他公共场所。

(二)文明服务规范

(1)仪表端庄、整洁,符合医院职业要求,挂胸牌上岗。准时到岗,不擅离工作岗位,不聚堆聊天,专心工作。

(2)接待患者态度亲切,服务热心。有问必答,首句普通话,首问负责制,主动服务,语言规范。

(3)预检护士熟悉普通、专科、专家门诊出诊时间,为患者提供正确的预检服务。

(4)巡回护士站立服务,根据就诊患者人数,及时进行引导和疏导服务,并保持两次候诊秩序良好。

（5）对政策照顾对象，按政策要求予以照顾就诊。

（6）对老、弱、残、孕等行动不便患者提供迎诊服务和搀扶服务与陪诊服务。

（7）各楼层免费提供饮用水和一次性水杯，并实行其他便民服务措施。

（8）发现问题主动联系相关部门，尽可能为患者提供方便，帮助解决问题，不推卸责任，不推诿患者，构建和谐医患关系。

（9）尊重患者的人格与权利，尊重其隐私，保守医密。

（10）注重自我修养，树立为患者服务意识，展现良好的医德、医风和精益求精的职业风范。

（11）以不同形式开展健康教育，如讲座、咨询等。

（12）接待患者和服务对象时，使用礼貌用语，语言坦诚亲切，为患者提供健康教育服务。

（三）护士礼貌用语

（1）护士与人交谈时要保持稳定情绪和平和心态，做到自然大方。

（2）牢记和熟练运用服务用语"十声九字"，不对患者使用"四语"。①"十声"：问候声、欢迎声、致谢声、征询声、应答声、称赞声、评价声、祝贺声、道歉声、送别声。②"九字"：您好、欢迎、谢谢、对不起。③"四语"：蔑视语、烦躁语、否定语、斗气语。

二、门诊护理工作质量标准

（1）护士岗位要求：仪表端庄，挂胸牌上岗，准时到岗，不擅离岗位。

（2）对患者态度亲切，服务热情，不生硬、不推诿。

（3）主动服务，语言规范，有问必答，首句普通话，首问负责制，无患者投诉。

（4）患者就诊服务流程为预检、挂号、候诊、就诊。

（5）预检护士挂号前 10 分钟开始预检。护士熟悉普通、专科、专家门诊时间。正确分诊，做到"一问、二看、三检查、四分诊、五请示、六登记"。对传染病患者及时分诊隔离。

（6）巡回护士站立服务，根据就诊人数，及时进行疏导，并根据工作安排，进行健康教育。

（7）候诊区环境整洁，就诊秩序良好，有两次候诊流程。

（8）各诊室内环境整洁、秩序良好，单人诊室内一医一患；多人诊室内诊台、诊察床有遮隔设施，诊察床单位整洁，患者使用后及时更换。

（9）治疗室清洁、整洁，物品放置有序，标识清楚，严格按《医院消毒隔离质量标准》工作。医用垃圾分类正确。

（10）各楼层有"便民服务措施"，对政策照顾对象按政策照顾就诊。对病重、老、弱、残、孕和行动不便者提供迎诊服务和陪诊服务与搀扶服务。免费提供饮用水和一次性水杯。

三、门诊预检分诊管理

（1）预检护士由资深护士担任，同时具有高度的责任心。严格遵守卫生管理法律、法规和有关规定，认真执行临床技术操作规范及有关工作制度。

（2）患者来院就诊，预检护士严格按照"一看、二问、三检查、四分诊、五请示、六登记"原则，正确分诊。

（3）根据《中华人民共和国传染病防治法》有关规定，预检护士对来就诊患者预先进行有关传染病方面的甄别、检查与分流。发现传染病或疑似传染病患者，通知专科医师到场鉴别，排除者到相应普通科就诊；疑似者发放口罩、隔离衣等保护用具，专人护送到特定门诊，并对接诊区进行消毒处理。由特定门诊预检护士按要求通知医务处、防保科、门诊办公室，并做好传染病登记工作。

（4）如遇患者病情突变急需抢救时，预检护士立即联系医师就地抢救；同时联系急诊，待病情许可，由专人护送至急诊。

（5）遇突发事件，预检护士立即通知医务处、护理部、门诊办公室，按相关流程启动应急预案。

四、发热门诊管理

（1）在门诊部和急诊室设立预检分诊处，在醒目处悬挂清晰的发热预检标识。急诊室预检工作实行 24 小时值班制，做好患者信息登记。经预检查出的发热患者，由预检处的工作人员陪送到发热门诊。

（2）发热门诊相对独立，并有明显标识，配有专用诊室、留观室、抢救设施、治疗室、放射线摄片机、检验室、厕所。

（3）发热门诊设有双通道，工作人员和患者从不同路径出入发热门诊。有明确的清洁、半污染和污染区划分，设置有效屏障，安装非接触式洗手装置。

（4）医师和护士须经过专业培训，合格后方可上岗。

（5）医务人员须准时上岗，24 小时均按排班表落实。不擅自离岗，不以任何理由延误开诊。如确有特殊情况，必须提前一天向医务部及门诊部请假，由医务部安排其他人员。

（6）坚持首诊负责制，对每个发热患者必须首先进行详细的流行病学资料收集及认真检查,根据流行病学资料、症状和体征、实验室检查和肺部影像学检查综合判断进行临床诊断,避免漏诊。

(7)严格执行疫情报告制度,一旦出现可疑患者,在第一时间内进行隔离观察、治疗(一人一室一消毒),并立即向医务科报告。遇有疑难病症,及时会诊,以免延误病情。

(8)确诊或疑似病例,必须立即按程序上报,6小时内报当地疾病控制中心,同时填写传染病疫情报告卡,不得延误或漏报。

(9)严格执行交接班制度,并做好患者信息登记及转运交接记录。

(10)医务人员在岗时做好个人防护,接触患者(含疑似患者)后,及时更换全套防护物品。

(11)进入发热门诊的就诊患者应在医务人员指导下做好相应防护。

(12)诊室保证通风良好和独立的空调系统,每天常规进行空气消毒、定时消毒地面、物品表面。患者离去后立即进行终末消毒处理。

(13)医务人员防护、设备消毒、污染物品处理等,按卫生健康委员会统一文件执行。

五、肠道门诊管理

(1)认真学习《中华人民共和国传染病防治法》及有关肠道传染病业务知识,按要求完成培训。

(2)认真填写门诊日志。对前来就诊的腹泻患者建立肠道门诊卡,并按腹泻患者专册登记项目要求逐例登记,每天核对。专卡、专册、登记册保存3年。

(3)做好肠道传染病的登记工作。按规定时间向防保科报出传染病报告卡,并做好交接记录。疑似或确诊甲类传染病立即电话报告防保科。

(4)每月填写"肠道门诊月报表"交防保科、卫生防疫站,并留存一份。

(5)肠道门诊对就诊患者认真询问腹泻病史、流行病史及进行必须体征、粪常规检查,做到"有泻必采,有样必检"。对可疑对象进行霍乱弧菌培养。对确诊或疑似细菌性痢疾病者及重点职业(幼托儿童保育员、饮食从业人员、水上作业人员、与粪便接触从业人员)腹泻患者需进行细菌性痢疾培养。

(6)发现食物中毒、集体性腹泻(3例以上,含3例)病例立即电话报告卫生防疫站和卫生监督所。

(7)加强肠道门诊日常消毒隔离工作,严格按"消毒隔离规范""肠道门诊医院感染管理制度"执行,防止医院内感染发生。对患者呕吐物、粪便和"检后标本",以及被污染物品、场所及废弃物应立即进行相应消毒隔离处理。对重症腹泻患者立即隔离,防止疾病蔓延、扩散。

六、门诊换药室、治疗室管理

(1)换药室、治疗室的布局合理,清洁区、污染区分区明确,标志清楚。

(2)环境清洁、干燥,有专用清洁工具,每天2次清洁地面。如有脓、血、体液污染,及时用2 000 mg/L含氯消毒液擦拭消毒。

(3)护士按各自岗位职责工作,无关人员不得入内。

(4)严格执行无菌技术操作规程,每次操作前后洗手。各种治疗、护理及换药操作按清洁伤口、感染伤口分区域进行,无菌物品必须一人一用,换药时要戴手套。

(5)无菌物品按消毒日期前后顺序使用,摆放整齐,有效期为2周,梅雨季节为1周。使用后的器械、换药用具等物品,统一送供应室处理。置于无菌罐中的消毒物品(棉球、纱布等)一经打开,使用时间最长不超过24小时,提倡使用小包装。疑似过期或污染的无菌物品需重新消毒,不得使用。

(6)治疗车上物品应摆放有序,上层为清洁区、下层为污染区。车上应备有快速手消毒液或消毒手套。

(7)破伤风、气性坏疽、铜绿假单胞菌、传染性等特殊伤口应在特殊感染换药室进行。使用一次性换药器具。换药后敷料及换药器具放入带有警示标识的双层黄色垃圾袋,换药室进行紫外线空气消毒,地面用2 000 mg/L含氯消毒液擦拭。

(8)污染敷料和使用过的一次性医疗废弃物丢入黄色垃圾袋,由专人收取、处理并交接登记。

(9)换药室、治疗室每天紫外线进行空气消毒,做好记录。

(10)每天开窗通风,保持空气流通。

七、入院处管理

入院处是医院的一个特殊窗口,是住院患者必经的中间环节,与医院其他部门有着纵横交错的联系。为确保患者的合法权利,提高入院处的服务质量,制定下列管理规范。

(一)常规工作规范

(1)每天上班即与各病区办公室护士或护士长联系当日出院情况,了解床位调整,确定收治床位。按流程为已有确定床位的患者办理全套入院手续。

（2）接受患者入院登记，填写入院须知（兼入院通知单）并交给患者。对于要办理特殊手续患者做重点指导。

（3）普通患者住院采取预约制，按照时间先后顺序处理；在入院通知单上告知住院需等待及办理入院时所需要携带的相关证件和日常生活必需品；对急诊或有紧急需求患者，优先安排入院。

（4）按照当天床位情况，尽早安排。及时通知患者入院，使患者有较充裕的准备时间。

（5）热情接待登记患者，如无床位，做好解释工作，帮助患者了解入院手续。

（6）热情接待患者的查询（来电、来人），耐心听取患者倾诉。对患者及家属提出的疑问耐心解释，做到有问必答。

（7）加强与各科医师及病区护士联系，根据登记患者的男女比例及时调整床位。

（8）每天整理各科入院登记卡，对于登记时间较长的入院登记卡要定期处理、清理。

（二）办理登记流程

（1）患者首先在门诊或急诊挂号、就诊。

（2）医师评估患者疾病后，对于符合收治标准的患者开具入院登记卡，入院处按相关规定安排入院。

（3）核对医师在入院登记卡上填写的基本信息、科别、疾病诊断、医师签名、入院前相关内容告知等。项目无遗漏，由患者或其家属签名确认，并在入院卡上填写联系电话。

（4）入院处工作人员收下住院卡，认真填写入院须知（兼入院通知单），交给患者，并告知患者相关内容：等候入院电话通知，办理入院手续时带好相关证件、预付款、物品。

（三）办理入院流程

（1）患者接到电话通知后，持入院通知单到入院处办理入院手续，同时出示门诊就医磁卡（医保卡）、门诊病历本，患者本人必须到院。

（2）入院处收回入院通知单，电脑登录患者信息（姓名、性别、诊断及病区等），复印患者本次入院的门诊病历，并置于住院病历中。

（3）患者到财务窗口交住院预付款，并正确填写入院凭证上的基本信息（姓名、现住址、联系电话、联系人姓名等）。

（4）患者须出示身份证（医保卡）、入院登记卡、入院凭证，由工作人员电脑输入上述详细信息并打印病案首页、床头卡及腕带。

（5）完成入院登记手续，按照相关规定使患者安全进入病区。如患者行动不便、病情较重或沟通困难，应由入院处工作人员护送至病区，并与病区护士做好交接手续。

八、特需门诊管理

特需门诊是医院为满足患者特殊需求而开设的门诊。除了具备普通门诊的功能之外，更着重于为患者提供优质的一条龙服务，减少就诊中间环节，缩短候诊时间。挂号、就诊、交费、取药等环节均有专人指引和陪伴，过程相对快捷、方便，为患者提供更温馨、舒适的就诊服务。

（一）严格的专家准入条件

特需门诊专家应是副高级以上卫生技术职称并经医院聘任的有长期临床工作经验的医师。医院建立专家准入制，由门诊办公室和所属科室双重审核，根据专业特长、学术成就、科研成果及同行认可，确认专家资格，方可准入。

（二）特需门诊的规范管理

1.环境管理

特需门诊要有较好的环境，候诊时应有较大的空间。环境布置要人性化，候诊室有鲜花、盆景、软硬候诊椅、饮水机、一次性水杯、中央空调，并设有健康教育栏和多媒体健康宣教；专家介绍栏展出专家照片、简历，公开专家技术职称、专业特长及诊治范围，有利于患者择医，为患者创造一个温馨的就医环境。

2.诊室管理

开设独立的、符合有关规定的诊室，严格一医一患，制订具体的接诊时间，由专人负责各诊室的管理。

3.挂号管理

特需门诊的挂号由电脑统一进行，登记姓名、性别、年龄、地址、就诊时间、科别等信息，防止专家号被倒卖，损害患者利益。同时，开展实名制预约挂号服务，可以定人、定时，使患者有计划就诊。

4.专家管理

（1）要求专家保证出诊时间，请假需提前3个工作日申请。严格执行工作制度及医疗质量控制标准，做到首诊负责制，合理检查与用药，杜绝人情方、大处方。对就诊人数实行定额管理，以保证特需门诊的诊疗质量。

（2）对违反相应规定的医务人员严肃处理，以保证患者权利。

5.护理人员管理

仪表端庄、举止优美;资深护士业务能力强,具有全科知识,准确分诊;及时解决各类问题,发现和化解矛盾,合理安排就诊,保证就诊的有序进行。

九、门诊患者及家属健康教育规划

门诊健康教育是通过有计划、有组织、有系统的信息传播和行为干预,促使患者及家属自觉地采纳有益于健康的行为和生活方式,消除或减轻影响健康的危险因素,预防疾病、促进健康、提高生活质量。

(一)门诊健康教育的目的

通过健康教育稳定患者情绪,维持良好医疗程序。同时让患者获得卫生保健知识,树立健康观念,自愿采纳有利于健康的行为和生活方式。

(二)门诊健康教育的服务对象

门诊患者及家属。

(三)门诊健康教育的策略

(1)因人、因病实施健康教育,并将健康教育伴随医疗活动的全过程。在就诊过程中,护士随时与患者进行交谈,针对不同需求,进行必要而简短的解释、说明、指导、安慰。

(2)健康教育内容精炼、形式多样,具有针对性和普遍性。

(四)门诊健康教育的形式

1.语言教育方法

健康咨询、专题讲座、小组座谈等。

2.文字教育方法

卫生标语、卫生传单、卫生小册子、卫生报刊、卫生墙报、卫生专栏、卫生宣传画等。

3.形象化教育方法

图片、照片、标本、模型、示范、演示等。

4.电化教育方法

广播、投影、多媒体等。

(五)门诊健康教育的方法

1.接诊教育

在分诊过程中通过与患者交流,了解心理、识别病情的轻重缓急,安排患者就诊科室。

2.候诊教育

护士对候诊患者进行健康知识宣教,设置固定的健康教育课程,内容以常见病、多发病、流行病的防治知识为主,形式多样、内容精炼、语言通俗易懂。通过健康教育安定患者情绪,向患者及家属传播卫生科学常识及自我保健措施。

第二节　病区护理管理

一、病区的设置和布局

每个病区设有病房、危重病房、抢救室、治疗室、护士办公室、医师办公室、配膳室、盥洗室、浴室、库房、洗涤间、厕所及医护休息室和示教室等。有条件时应设置学习室、娱乐室、会客室和健身室。

二、病区的环境管理

医院的物理环境有以下几方面。

(一)空间

为了保证患者有适当的活动空间,以及方便治疗和护理,病床之间的距离不得少于 1 m。床与床之间应有围帘,必要时进行遮挡,保护患者隐私。

(二)室温

一般来说,保持 18～20 ℃的室温较为适宜。新生儿及老年人患者的病房,维持室温在 22～24 ℃为宜。

(三)湿度

湿度为空气中含水分的程度,一般指相对湿度。病房相对湿度一般以50%～60%为宜。相对湿度过高或过低,均对患者不利。

(四)光线

病房采光分为自然光源及人工光源两种。充足的光线有利于观察患者、进行诊疗和护理工作。普通病房除有吊灯外,还应有床头灯、地灯装置,既能保证患者自用和夜间巡视时进行工作,又不影响患者的睡眠。此外,还应备有一定数量的鹅颈灯,以适应不同角度的照明,为特殊诊疗提供方便。

(五)音响

音响是指声音存在的情况。根据世界卫生组织规定噪声的标准,白天医院较为理想的噪声强度应维持在 35~45 dB。护理人员在说话、行走和工作时尽量做到"四轻",同时要向患者及家属宣传保持病房安静的重要性,共同为患者创造一个良好的休养环境。在杜绝噪声的同时,也应避免绝对的寂静。

(六)通风

通风换气可使室内空气与外界空气交换,增加氧含量,降低二氧化碳在空气中的浓度,以保持室内空气新鲜,通风还能调节室内的温度和相对湿度,刺激皮肤血液循环,促进汗液的蒸发和热的散失,增加患者的舒适感。一般情况下,开窗通风 30 分钟即可达到置换室内空气的目的。通风时注意保护遮挡患者,避免直接吹风导致感冒,冬季通风时要注意保暖。

(七)装饰

病房布置应以简洁美观为主,有条件的医院可以根据各病房的不同需求来设计和配备不同颜色,并应用各式图画、各种颜色的窗帘及被单等来布置病房,这样不仅使人感觉身心舒适,还可产生特殊的治疗效果。一般病房上方墙壁可涂白色,下方可涂浅蓝色。病房的走廊可适当摆放一些绿色植物、花卉盆景等,以美化病房环境,增添生机。

医院是社会的一个组成部分,也是就诊患者集中的场所。患者住院后对接触的人员、院规、陈设、声音及气味等会感到陌生和不习惯,以致产生一些不良的心理反应。所以,认真评估患者心理、社会方面的需求并予以满足,帮助患者建立和维持良好的人际关系,消除其不良的心理反应,使其尽快适应医院的社会文化环境是护士的基本职责之一。

医院常见不安全因素包括物理性损伤、化学性损伤、生物性损伤、心理性损伤、医源性损伤等,护士需随时对威胁患者安全的环境保持警觉,并及时给予妥善处理。

第三节　护理防护管理

一、护理人员职业安全防护

护理人员由于其职业的特殊性经常暴露于各种各样的危险中,如会接触到一些体液、血液,甚至被体液、血液污染的锐器刺伤,或接触一些对身体有害的药物和射线等,导致多种职业危害的发生。加强护理人员职业安全防护,对避免职业危害的发生具有重要意义。

(一)护理人员职业危害的分类

护理人员职业危害分四类,即生物、化学、物理和心理危害。

1.生物危害

生物危害是指细菌、病毒、寄生虫等引起的感染性疾病。主要是针刺伤(含锐器损伤)所致的血源性传播疾病的感染。护理人员频繁接触患者血液、体液、分泌物及排泄物,受感染的危险性大。大量研究证实,各种污染的针头刺伤是医院内传播乙型肝炎病毒、丙型肝炎病毒和人类免疫缺陷病毒(human immunodeficiency virus,HIV)等的重要途径。针刺伤及其有关的侵害已成为护理人员的严重的职业性健康问题。

2.化学危害

化学危害是指在消毒、洗手、治疗、换药等过程中接触的各种消毒剂、清洁剂、药物及有害物质等引起的疾病。如各种毒物引起的职业中毒、职业性皮肤病、职业肿瘤;一些不溶或难溶的生产性粉尘引起的尘肺。

3.物理危害

(1)噪声干扰。

(2)高温、低温引起中暑或冻伤。

(3)高湿或化学消毒剂使两手等处发生皮肤糜烂,导致皮肤病的发生。

(4)电离辐射如X线、γ射线等引起的放射病。

(5)身体长期固定于某一姿势或用力可能导致机械性损伤。

4.心理危害

心理危害主要是精神压力、工作紧张、倒班、生活缺乏规律可致慢性疲劳综合征及睡眠障碍、代谢紊乱、抑郁等。护理工作的性质是脑力与体力劳动相结合,它要求护理人员思想高度集中,由于精神过度紧张、工作不定,护理人员易患溃疡病、心脏病、偏头痛、下肢静脉曲张、胃下垂、慢性腰腿痛、慢性肝胆疾病等。同时也会产生不良的心理状态,如精神紧张、焦虑烦躁等。

(二)生物(感染性)危险因素的防护

1.感染途径

感染途径为经血传播。护理人员在治疗护理过程中被锐器损伤;通过黏膜或非完整性皮肤接触引起感染;进行日常护理操作后手的带菌等。

2.经血液传播常见疾病

乙型肝炎、丙型肝炎、艾滋病以及其他(疟疾、梅毒、埃博拉出血热等)疾病。

3.职业防护中感染控制的预防原则

护理人员在感染控制的防护中应遵循标准预防的原则。所谓标准预防即认定患者的血液、体液、分泌物、排泄物均具有传染性,需进行隔离,不论是否具有明显的血迹污染或是否接触非完整的皮肤与黏膜,接触者必须采取隔离预防措施。标准预防的基本特点是既防止血源性疾病的传播,又防止非血源性疾病的传播,强调双向防护;既防止疾病从患者传至医务人员,又防止疾病从医务人员传至患者;根据疾病的主要传播途径实施相应的隔离措施,包括接触隔离、空气隔离和微粒隔离。其操作规程:①当接触患者的血液、体液、黏膜或破损的皮肤时一定要戴手套。②每次操作完毕或每次脱下手套时彻底洗手。③根据疾病的不同传播途径使用障碍法来保护眼睛、鼻子、嘴和皮肤,如戴双重手套、穿防护衣、戴护目镜或面罩。④严格执行清洁、无菌技术和隔离制度。标准预防的原则主张医护人员要严格执行消毒隔离制度和操作规程,充分利用各种屏障防护用具和设备,减少各种危险行为,最大限度地保护医护人员及患者。

4.防护措施

(1)正确使用和处理锐器,预防锐器损伤:尽可能减少处理针头和锐器的概率。医护人员在进行侵袭性诊疗和护理操作中要保证充足的光线,特别注意避免被潜在感染的针头和锐器刺伤。禁止直接用手传递针头、刀片等锐器。针头不能重新盖帽、有意弯曲或折断,不能用手将针头从注射器上去除。如必须盖帽要用止血钳或用单手持注射器将针头挑起。也可以使用具有安全性能的注射器、输液器等医用锐器,以防刺伤。使用后的锐器应直接放入一次性的耐刺防渗漏的锐器盆内,锐器盆需放在方便处。

(2)锐器损伤时的应急处理:立即在伤口旁从近心端向远心端轻轻挤压,尽可能挤出损伤处的血液,相对减少受污染的程度;用流动自来水和消毒肥皂液清洗(如溅出,用清水冲洗鼻、眼、嘴和皮肤等直接接触部位);用碘伏等皮肤消毒液涂擦伤口等处理。伤后 48 小时内报告上级并填写临床护士锐器伤登记表,72 小时内做乙型肝炎病毒、丙型肝炎病毒和 HIV 等基础水平检查。当可疑暴露于乙型肝炎病毒感染的血液、体液时,应注射乙型肝炎病毒高价抗体和乙肝疫苗;当可疑暴露于丙型肝炎病毒感染的血液、体液时,尽快于暴露后做丙型肝炎病毒抗体检查,追踪丙型肝炎病毒抗体,必要时进行干扰素治疗;当可疑暴露于HIV 感染的血液、体液时,建议使用免疫治疗,受伤后 1 个月、3 个月、6 个月定期复查追踪;注意不要献血、捐赠器官及母乳喂养,性生活要用避孕套。

(3)正确洗手和手的消毒:洗手是预防感染传播最经济有效的措施,我国卫生健康委员会《医院感染管理规范》对洗手的指征、方法、频次有明确规定。①洗手指征:接触患者前后,特别是在接触有破损的皮肤、黏膜和侵入性操作前后;进行无菌操作前后;戴口罩和穿脱隔离衣前后;接触血液、体液和被污染的物品前后;脱手套后。②洗手方法:采用非接触式的洗手装置实施六步洗手法。第一步将手全部用水浸湿取清洁剂,掌心相对,五指并拢,相互揉搓;第二步手心对手背,沿指缝相互揉搓,交换进行;第三步掌心相对,双手交叉沿指缝相互揉搓;第四步一手握另一手大拇指旋转揉搓,交换进行;第五步一手握拳在另一手掌心旋转揉搓,交换进行;第六步将五个手指尖并拢在另一手掌心旋转揉搓,交换进行。用流动水冲洗净,时间不少于15秒,整个洗手的过程不少于 1 分钟。正确的洗手技术对消除手上的暂住菌具有重要意义,护理人员每天洗手频率应＞35 次。③手消毒指征:进入和离开隔离病房、穿脱隔离衣前后;接触血液、体液和被污染的物品前后;接触特殊感染病原体前后。④手消毒方法:用快速手消毒剂揉搓双手;用消毒剂浸泡2分钟。⑤常用手消毒剂:氯己定-醇速效消毒剂、0.3％～0.5％碘仿、75％乙醇溶液。

(4)选择合适的防护用品:当预料要接触血液或其他体液及使用被血液或体液污染的物品时应戴手套,手套使用前后,接触无污染的物品前及下一个患者之前应立即脱去;当接触经呼吸道传播和飞沫传播疾病的患者时要戴好口罩和帽子;当预料有可能出现血液或体液溅出时,要加戴眼罩、面罩,避免口、鼻、眼黏膜接触污染的血液或体液。在工作区域要穿工作服,进出隔离病房须穿隔离衣,预料有大量的血液、体液溅出时,必须加穿防渗漏的隔离围裙和靴子。

(三)化学危险因素的防护

1.化学消毒剂灭菌防护

目前医院广泛应用于各种器械、物品、空气消毒灭菌的化学消毒剂为环氧乙烷、戊二醛、臭氧等。国内还有少数医院使用甲醛消毒,这些化学消毒剂可刺激护理人员皮肤、黏膜引起职业性哮喘、肺气肿、肺组织纤维化,能使细胞突变、致癌、致畸,也可引起职业性皮炎。因此,护理人员要认真做好化学消毒剂灭菌的职业防护。选用环氧乙烷灭菌器(12小时可自动排放毒物),需有专用的房间消毒和排放毒物系统,灭菌后的物品放置一段时间后再使用;接触戊二醛时应戴橡胶手套、眼罩、口罩,防止溅入眼内或吸入,尽量选用对人体无害的消毒剂代替戊二醛;在臭氧消毒期间避免进入消毒区域,消毒后要尽量通风,定期检查空气中臭氧浓度。

2.麻醉废气的防护

手术室的护理人员每天暴露于残余吸入麻醉药的工作环境中,长期吸入使麻醉废气在机体组织内逐渐蓄积产生慢性中毒和有遗传的影响(包括突变、致癌、致畸)。所以要重视麻醉废气的管理,建立良好的麻醉废气排放系统,使用密闭性能好的麻醉机减少泄露,并对麻醉机定期进行检测。尽量采用低流量紧闭式复合麻醉,选用密闭度适宜的麻醉面罩。根据麻醉种类及手术大小合理安排手术间,孕妇不安排进房间工作。

3.乳胶手套的防护

护理人员使用的手套大多是一般性能的一次性手套,乳胶成分易引起变态反应。美国感染控制护理协会发表了《手套使用原则》并承诺停止不适当的选择、购买和使用医用手套。英国皇家护理学会和美国感染控制护理协会已经开始全面禁止使用玉米粉末手套。因此,从护理人员健康出发,应尽量选用不含玉米粉的优质手套。

(四)物理危险因素的防护

1.噪声预防

(1)护理人员应自觉保持室内安静,做到"四轻"(说话轻、走路轻、关门轻、操作轻),减少人员参观及陪护。医院对特殊科室如手术室应安装隔音设备。

(2)加强巡视,降低持续及单调的监护声音,减少报警发生,为患者吸痰及做床上浴前,都应先调消音器。

(3)对科室所有仪器、设备进行普查,做好保养与维修,如定时给治疗车轮轴上润滑油。选用噪声小、功能好的新仪器,尽量消除异常噪声。

2.预防颈椎病、腰肌损伤

(1)合理用力,使用省力原则做一切治疗。

(2)加强腰背肌及颈部运动,下班后进行15~20分钟的颈、背部活动,提高肌肉、韧带等组织的韧性及抗疲劳能力,有助于预防颈椎病及腰肌损伤。

(3)睡前用热水袋热敷,以促进局部组织血液循环,有利于组织酸痛消失。

3.放射损伤的防护

(1)屏障防护:护理人员应穿铅制的防护衣或用铅板屏风阻挡放射线。

(2)距离防护:最有效的减少射线的方法为增加距离,护理人员在为带有放射源的患者进行护理时,应注意保持一定的距离。

(3)时间防护:护理人员在护理带有放射源的患者时要事先做好护理计划,安排好护理步骤,尽量缩短与患者接触时间。

(4)对放射源污染的物品:如器械、敷料,以及患者的排泄物、体液等必须在去除放射性污染后方能处理或重新使用,处理时应戴双层手套以防手部污染。

(五)心理危害因素的防护

(1)危重患者多、工作量较大时,护理管理者要适当增加值班人员,实行弹性排班,合理配置人力,以减轻护理人员的心理压力。

(2)护理人员对生理、心理疲劳要学会自我调节;注意保证充足的休息和睡眠,如感到生活、工作压力过重,可适当休息,以调整体力和情绪。

(3)处理好与上级、同事、患者之间的关系,创造和谐的工作气氛。

(4)多组织集体活动,放松心情,及时释放工作压力,将心理性职业损伤降低到最低限度。

(六)管理层的措施

管理人员要严格执行相关政策及法律法规。思考问题要从防御的角度出发,增强自身的防范意识。认真组织专业人员进行培训教育;提供人力和防护物质上的充分保障,合理安排,减少忙乱;尽量减少不必要的血液接触;对因工作接触而被感染上的医务人员应有相当优厚的待遇作为保障,如钱的赔偿、终身雇佣等。

二、肿瘤化疗的职业防护

化疗是治疗恶性肿瘤的三大手段之一,广泛应用于临床,但化疗药物在杀伤肿瘤细胞的同时,也对接触这类药物的护理人员和环境造成一定的危害;为了避免这些危害的发生,有关护理人员在工作中需严格遵循化疗防护两个原则:工作人员尽量减少不必要的与抗癌药物接触;尽量减少抗癌药物对环境的污染。

(一)加强化疗防护的护理管理

(1)制订化疗药物操作和防护规程,加强专科护理人员化疗防护知识的培训。

(2)化疗药物进行严格分类及专柜保管,在保管储存药品时要做好标识。

(3)药物使用管理采用国际上较通用的集中式管理,所谓集中式管理指在医院内设静脉液体配制中心,由专职护士完成化疗药物的配制,然后发送到病房使用。

(4)配药室要安装通风设备,所有的化疗药物均在垂直层流生物安全机内配制,以保证环境的洁净度,避免操作者受到伤害。同时备水源做紧急冲洗之用。并定期对室内空气进行检化。

(5)实行轮流配药操作,尽量延长每个人接触化疗药物的周期。

(6)建立健康档案,定期对有关人员进行体格检查,包括白细胞计数、分类及血小板计数的变化。

(二)化疗操作护理防护措施

(1)个人防护:护理人员在进行化疗操作时,使用一次性防渗漏的隔离衣,戴帽子、口罩及双层手套(一层聚乙烯手套和一层乳胶手套),并戴上眼罩。

(2)配药时的防护。①抽取瓶装化疗药物时,应用无菌纱布裹住针头和瓶塞部位,以防药液外渗或外溅。溶解后的药瓶要抽气,防止瓶内压力过高致药液向外喷溅。②使用冷冻剂安瓿时,先用砂轮轻锯安瓿颈部,然后用无菌纱布包裹掰开。注入溶剂时缓慢从瓶壁注入瓶底,待药粉浸透后再摇动。③抽吸药液不能超过注射器容量的 3/4。

(3)无菌注射盘用聚乙烯薄膜铺盖,用后按化疗废弃物处理。

(4)从滴管内静脉推注药液要缓慢注入,防止药液外溢。如需推排注射器或滴管内的空气,要用无菌纱布覆盖针头和滴管开口,以吸收不小心排出的药液。

(5)如不慎药液溅到皮肤上或眼里,立即用大量清水或生理盐水冲洗。

(6)遇药液溢到桌面或地上,应用吸墨纸吸尽,再用肥皂及水擦洗。

(7)操作完毕脱弃手套后应洗手、洗脸。

(8)护理人员不能在工作区吃东西。

(三)化疗废弃物及污染的处理

(1)化疗废物应与其他垃圾分开管理,存放在坚固、防漏、带盖的容器中,并在上标明"细胞毒性废弃物",按有毒垃圾处理。

(2)化疗患者的各类标本及排泄物,避免直接接触。水池、抽水马桶用后反复用水冲洗。

三、艾滋病护理防护

维护医护人员的职业安全,杜绝或减少医护人员在工作中职业暴露感染艾滋病及医源性感染的发生,世界卫生组织向全球医护人员推荐"普遍性预防"和"标准预防"的策略;我们要求在"标准预防"的基础上对感染易发因素采取有针对性的防护。

(一)预防暴露

1.洗手

洗手是控制 HIV 传播最重要的方法。接触患者后需严格按照六步洗手法擦洗整个手的皮肤并用流动水彻底冲洗。特别是被血液或其他体液污染时,必须立即洗手或进行手的消毒,脱弃手套后还要洗手。洗手是护理人员接触患者前要做的第一件事,也是离开患者或隔离区域前要做的最后一件事。

2.使用防护用品

当直接接触到血和体液时,必须使用防护用品,选择何种防护用品或方法需考虑以下内容:接触到血液或体液的可能性;体液的种类;可能遇到血液或体液的量;是否是已知的 HIV 患者。

(1)手套的使用:进行采血、注射、清洁伤口、处理污物等工作估计可能接触到血液或体液时,需戴手套。不同性质的工作采用不同的手套。处理污物、打扫卫生时戴厚手套。做较精细的操作戴薄而合手的手套。无菌手套只用于侵入性操作。一次性手套不可重复使用,戴手套前或脱手套后均要洗手。

(2)口罩、眼罩、面罩的使用:在进行有可能出现血液或体液飞沫溅出的操作中,要戴口罩、眼罩、面罩,避免口、鼻、眼黏膜接触污染的血液或体液。

(3)使用隔离衣、隔离围裙和其他的保护衣:在工作区域要穿工作服,在有可能出现血液或体液外溅时必须穿隔离衣,如果有大量的血液、体液时,必须穿隔离衣、隔离围裙和靴子。

(4)如有皮肤破损时尽量避免进行外科手术等可能接触到血液、体液的操作,如果必须进行,破损皮肤必须用防水敷料包扎,另戴 2～3 层手套。

(5)接触过血液、体液又需再用的医疗器械,要先用清水冲洗,再经高温或消毒剂消毒。

3.使用锐器时的安全操作方法

(1)禁止双手回套针帽,没有可利用的条件时,可用单手操作方法。

(2)任何时候,不要弯曲、损坏或剪割你的针,当拿着一支针不要做与操作无关动作。

(3)不要把针放在任何不适当的地方。

(4)使用不易穿透的容器保存或处理,不要用力将锐利器具放入已经过满的容器,不要将手指伸入容器内。

(5)传递锐器时使用安全的器皿,并在传递的过程中给予提示。

(6)如果可以的话,使用钝针,不要盲缝。

4.处理使用过锐器时的安全操作方法

(1)使用过的锐器应尽快进行处置。

(2)把注射器与针头的处置作为一个单独的处置步骤。

(3)分类放置用后锐器和其他垃圾的容器结构应符合 BS7320 标准。

(4)搬运锐器盒时护理人员必须穿防护服,并与身体保持一定距离。

(5)在销毁用过的注射器前,锐器盒必须是密封的,并放置在一个可靠的防护严密的区域内。

(二)暴露后预防

医护人员发生艾滋病病毒职业暴露后,应当立即按照局部处理、报告与记录、暴露的评估、暴露源的评估、暴露后预防、随访和咨询等步骤进行处理。

1.局部处理

用肥皂液和流动水清洗污染的皮肤,用生理盐水冲洗黏膜,如有伤口应当在伤口旁轻轻挤压,尽可能挤出损伤处的血液,再用肥皂液和流动水进行冲洗;禁止进行伤口的局部挤压。受伤部位的伤口冲洗后,应当用消毒液,如 75% 乙醇或者 0.5% 碘仿进行消毒,并包扎伤口;被暴露的黏膜,应当反复用生理盐水冲洗干净。

2.记录与报告

(1)记录暴露的基本情况:暴露发生的日期、时间、地点、过程;暴露部位、有关器具的型号等;污染物的类型、数量,暴露的严重程度。

(2)记录暴露源的情况:污染物是否含有 HIV,乙型肝炎病毒或丙型肝炎病毒,如来源于 HIV 患者,应记录患者的疾病分期、CD4 及病毒载量、抗病毒情况、耐药等信息。

(3)记录暴露者的情况:乙型肝炎病毒接种及抗体反应;以前的 HIV 抗体检测情况;相关病史及用药情况;妊娠或哺乳。

(4)报告:向职业暴露管理部门报告,并注意保密。当地卫生防疫站应建立"艾滋病职业暴露人员个案登记表"。

3.暴露的评估

HIV 职业暴露级别分为三级。

(1)一级暴露:暴露源为体液、血液,或含有体液、血液的医疗器械和物品;暴露类型为暴露源污染了有损伤的皮肤或黏膜,暴露量小且暴露时间较短。

(2)二级暴露:暴露源为体液、血液,或含有体液、血液的医疗器械和物品;暴露类型为暴露源污染了有损伤的皮肤或黏膜,暴露量大且暴露时间较长,或暴露类型为暴露源刺伤或割伤皮肤,但损伤程度较轻,为表皮擦伤或针刺伤。

(3)三级暴露:暴露源为体液、血液,或含有体液、血液的医疗器械和物品;暴露类型为暴露源刺伤或割伤皮肤,但损伤程度较重,为深部伤口或者割伤物有明显可见的血液。

4.暴露源的评估

暴露源的病毒载量水平可分为 3 种类型:轻度、重度和暴露源不明。

(1)轻度类型:经检验暴露源为 HIV 阳性,但滴度低、HIV 感染者无临床症状、CD4 计数正常者。

(2)重度类型:经检验暴露源为 HIV 阳性,但滴度高、HIV 感染者有临床症状、CD4 计数低者。

(3)暴露源不明显型:不能确定暴露源是否为 HIV 阳性者。

5.暴露后预防

根据暴露级别和暴露源病毒载量水平对发生艾滋病病毒职业暴露的医护人员实施预防性用药方案。预防性用药方案分为基本用药程序和强化用药程序。

(1)基本用药程序:为两种反转录酶制药(如齐多夫定、双脱氧胞苷等),使用常规治疗剂量,连续使用 28 天。

(2)强化用药程序:是在基本用药程序的基础上,同时增加一种蛋白酶抑制药(如沙奎那韦、英地那韦等),使用常规治疗剂量,连续使用 28 天。

(3)预防性用药:应当在发生艾滋病病毒职业暴露后尽早开始,最好在 4 小时内实施,最迟不得超过24 小时;即使超过 24 小时,也应实施预防性用药。

6.随访和咨询

医护人员发生 HIV 职业暴露后,医疗卫生机构应当给予随访和咨询。随访和咨询的内容包括在暴露后的第 4 周、第 8 周、第 12 周及 6 个月时对 HIV 抗体进行监测;对服用药物的毒性进行监控和处理;观察和记录 HIV 感染的早期症状;追踪暴露源 HIV 的耐药性等。

(三)血标本及其他标本的处理

(1)血标本应放在带盖的试管内,然后放在密闭的容器中送检,送检时应戴手套。

(2)如果标本的容器外有明显的血液或体液污染,必须用消毒剂消毒清理干净。

(3)所有的标本均应醒目标明"小心血液,提防污染"的标志。以防止标本在运送的过程中溅洒外溢。

(四)血渍及外溅体液的处理

(1)操作者必须戴手套。

(2)含氯消毒剂浸洒在血渍上 15~30 分钟,用可弃的纸巾擦去。

(3)再用含氯消毒剂清洗一次,丢弃纸巾和手套按生物废弃物处理。

(4)完成上述工作后彻底清洗双手。

(五)医疗废物的处理

(1)严格分类收集医疗垃圾,对于 HIV 阳性患者使用的生活垃圾按医疗垃圾处理。

(2)一次性的锐器使用完后,应放入锐器盒中,该锐器盒应尽量放在操作区域附近。其他的感染性敷料及手术切除组织器官应放入特制的有黑色的"生物危害"标识黄色垃圾袋内,由专人回收。记录回收数量,做好交接签字。

(3)接触过 HIV 血液或体液的一次性医疗用品用不透水的双层胶袋包好,贴上标志,焚烧处理。

(4)运送人员在运送医疗废物时.应当防止造成包装物或容器破损和医疗废物的流失、泄漏和扩散,并防止医疗废物直接接触身体。

四、呼吸道传染病的护理防护

呼吸道传染病是医院常见的一种传染病,疾病的发生有明显的季节性,好发于冬春两季,如流感、风疹、麻疹、流行性脑脊髓膜炎、腮腺炎、高致病性禽流感等,尤其是给大家留下深刻印象的"传染性非典型肺炎"由于强传染性和医护人员的高感染率曾引起社会各界的高度重视,目前我国卫生健康委员会已经将传染性非典型肺炎列为法定传染病。护理人员密切接触患者,属于高度易感人群,必须重视预防工作。认真做好呼吸道传染病的防护,保证护理人员的身体健康。

(一)护理人员防护的总体要求

(1)加强对护理人员呼吸道传染病防护的培训工作。可采用开办学习班、举行座谈会,观看幻灯录像、科技电影,办墙报或黑板报等多种形式,不断增强护理人员呼吸道传染病的自我防护意识。

(2)护理人员是传染性非典型肺炎、流感等呼吸道传染病的高暴露职业人群。因此,应设有感染监控员,负责保证护理人员的健康及感染的控制。建立护理人员观察记录单,每天检测体温及呼吸道相关症状并做好记录,及时掌握护理人员的身体变化情况。并对患病的人员做到早隔离、早治疗,避免医院内发生医源性的呼吸道传染病的流行。

(3)加强通风和空气消毒,特殊病区要安装通风设备,加强空气流通,并根据气候条件适时调节。

(4)护理人员必须掌握消毒隔离知识及技能。①严格区分三区二线:即清洁区、污染区、半污染区;清洁路线及污染路线。②做到"四严":清洁污染划分严;污染物品消毒严;新来人员培训严;互相提醒监督严。③认真执行消毒隔离制度,把好"三关",即局限污染区,就地消毒;控制中间期,少受污染;保护清洁区,不受污染。

(5)护理人员进出隔离单位要严格按隔离要求着装,从清洁区进入隔离区前要有专人检查是否符合着装标准,下班后要进行卫生检查,通过后方能离开。

(6)隔离服装必须符合中华人民共和国国家标准。严格区分管理,不同区域服装应有标志。不可将污染区服装穿入半污染区或清洁区。

(7)合理安排护理人员的班次,保证护理人员得到充分休息,加强营养并给予预防性用药,做好人群主动免疫和被动免疫。同时在护理人员中,提倡适当的体育锻炼,增强体质,以有效抵御流感等呼吸道传染性疾病。

(8)在传染性非典型肺炎病区工作的护理人员必须进行医学检测,隔离检测半月后方能解除隔离。

(二)护理人员防护物品的穿脱流程

1.从清洁区进入半污染区前

洗手→戴工作帽→戴防护口罩(12层以上棉纱口罩)→穿防护衣→戴手套→换工作鞋。

2.从半污染区进入污染区前

洗手→戴一次性工作帽→戴一次性 N95 口罩→戴防护眼镜→穿隔离衣→戴外层手套→戴鞋套。

3.从污染区进入半污染区前

护理人员需戴手套在 2 000 mg/L 含氯消毒液中浸泡 3 分钟后依次将外层

全部脱掉:摘防护眼镜→摘一次性 N95 口罩→脱一次性工作帽→脱隔离衣→摘鞋套→摘手套。

4.从半污染区进入清洁区前

先用百能快速消毒液消毒双手:脱防护衣→摘防护口罩(12 层以上棉纱口罩)→摘工作帽→脱工作鞋→摘手套→清洁双手。

(三)卫生员工作流程与污染物品的出入流程

1.病区卫生员工作流程

按照进工作区要求穿一般工作服和帽子→经清洁路线进入隔离区→打扫清洁区卫生→将清洁区焚烧垃圾装入黄色垃圾袋封口、将回收物品装入黑色垃圾袋封口→移至半污染区门口→按进入半污染区隔离要求穿戴整齐→进入半污染区→将清洁区垃圾移至污染区门口→打扫半污染区卫生→将半污染区垃圾分别装入黄色、黑色垃圾袋封口→移至污染区门口→按进入污染区隔离要求穿戴整齐→进入污染区→打扫污染区卫生→将各区垃圾或回收物品注明标签并在封口处喷上 2 g/L 84 消毒液一并带出污染区→经污染路线送至指定位置处理。

2.污染物品的处理

(1)所有一次性物品在患者使用后均放入黄色垃圾袋内,双层封扎在封口处喷上 2 g/L 含氯消毒液放在指定地点,由卫生员送焚烧地点焚烧。

(2)所有使用后的治疗、护理用物(如输液器、注射器、吸氧管等)均放入黄色垃圾袋内按焚烧垃圾处理。注意各种锐器应放在锐器盒内,按使用锐器时的安全操作方法处理。

(3)可回收重复使用的防护物品包括防护服、隔离衣、工作帽等,分类在 2 g/L 含氯消毒液中浸泡 30 分钟,拧干后用双层布袋扎紧开口,由专人送至指定地点先消毒再洗涤,清洗后的物品送供应室进行高压消毒后备用。

(四)医疗设备的消毒

1.体温计消毒

使用后用 75%乙醇浸泡 30 分钟后干燥备用。血压计、听诊器每次使用前后用 75%乙醇擦拭消毒。使用一次性压舌板。

2.湿化瓶的消毒

将用后的湿化瓶浸泡在 2 g/L 的含氯消毒液中 30 分钟,清水冲洗后备用。使用一次性鼻导管。

3.床边 X 线机、心电图机及监护仪的消毒

使用后及时用 0.5 g/L 含氯消毒液进行表面擦拭消毒。各种探头等精密仪

器设备表面用 75％乙醇擦拭消毒 2 次。

(五)环境的消毒保洁

1.隔离区空气消毒

病房、内走廊空气用 0.5％过氧乙酸行喷雾消毒或用三氧消毒机照射密闭 2 小时,有人的房间用多功能动态杀菌机照射 2 小时,2 次/天。消毒完毕后充分通风,通风是空气消毒最好的方法。外走廊用 0.5％过氧乙酸行喷雾消毒,2 次/天。

2.隔离区内物体表面消毒

用 1 g/L 含氯消毒液擦拭桌、台面、门把手及其他物体表面,2 次/天。地面用 2 g/L 含氯消毒液拖地,2 次/天,污染时随时消毒。清洁用具分区使用。使用后的清洁用具分别浸入 2 g/L 含氯消毒液浸泡 30 分钟,清水冲净晒干备用。清洁区、污染区、半污染区各区域门口放置浸有 2 g/L 含氯消毒液脚垫,不定时补充喷洒消毒液,保持脚垫湿润。

3.患者的排泄物、分泌物及时消毒处理

可在患者床旁设置加盖的容器,装入足量的 2 g/L 含氯消毒液,作用 60 分钟后倾倒。容器再次用 2 g/L 含氯消毒液浸泡 60 分钟后使用。

参 考 文 献

[1] 万霞.现代专科护理及护理实践[M].开封:河南大学出版社,2020.

[2] 林杰.新编实用临床护理学[M].青岛:中国海洋大学出版社,2019.

[3] 王艳伟.临床护理学实践[M].北京:中国纺织出版社,2019.

[4] 姜春梅.护理学临床应用[M].北京:科学技术文献出版社,2019.

[5] 任潇勤.临床实用护理技术与常见病护理[M].昆明:云南科技出版社,2020.

[6] 时元梅,巩晓雪,孔晓梅.基础护理学[M].汕头:汕头大学出版社,2019.

[7] 张红梅.现代基础护理学[M].长春:吉林科学技术出版社,2019.

[8] 吴欣娟.临床护理常规[M].北京:中国医药科技出版社,2020.

[9] 陈小红.基础护理学实训指导[M].武汉:华中科技大学出版社,2019.

[10] 郭霞.实用护理学技术[M].哈尔滨:黑龙江科学技术出版社,2020.

[11] 李玫.精编护理学基础与临床[M].长春:吉林科学技术出版社,2019.

[12] 潘洪燕,龚姝,刘清林,等.实用专科护理技能与应用[M].北京:科学技术文献出版社,2020.

[13] 靳蓉晖,石丽,张艳.实用护理学[M].长春:吉林科学技术出版社,2019.

[14] 肖娟.现代护理学临床与应用实践[M].南昌:江西科学技术出版社,2019.

[15] 李秋华.实用专科护理常规[M].哈尔滨:黑龙江科学技术出版社,2020.

[16] 孔祥亮.临床护理学基础与护理实践[M].北京:科学技术文献出版社,2019.

[17] 张云.基础临床护理学[M].乌鲁木齐:新疆人民卫生出版社,2020.

[18] 王海玲.内科护理学诊疗精粹[M].长春:吉林科学技术出版社,2019.

[19] 黄俊蕾,赵娜,李丽沙.新编实用临床与护理[M].青岛:中国海洋大学出版社,2019.

[20] 王林霞.临床常见病的防治与护理[M].北京:中国纺织出版社,2020.

[21] 张文燕,冯英,柳国芳,等.护理临床实践[M].青岛:中国海洋大学出版

社,2019.

[22] 马雯雯.现代外科护理新编[M].长春:吉林科学技术出版社,2019.

[23] 王婷,王美灵,董红岩,等.实用临床护理技术与护理管理[M].北京:科学技术文献出版社,2020.

[24] 吴小玲.临床护理基础及专科护理[M].长春:吉林科学技术出版社,2019.

[25] 李美娟.现代临床常见病护理学[M].昆明:云南科技出版社,2020.

[26] 王丹丹.现代护理学理论与基础医学研究[M].汕头:汕头大学出版社,2020.

[27] 魏晓莉.医学护理技术与护理常规[M].长春:吉林科学技术出版社,2019.

[28] 程娟.临床专科护理理论与实践[M].开封:河南大学出版社,2020.

[29] 张蕾.实用护理技术与专科护理常规[M].北京:科学技术文献出版社,2019.

[30] 王绍利.临床护理新进展[M].长春:吉林科学技术出版社,2019.

[31] 张苹蓉,卢东英.护理基本技能[M].西安:陕西科学技术出版社,2020.

[32] 周秉霞.实用护理技术规范[M].长春:吉林科学技术出版社,2019.

[33] 高晓燕.实用护理学新进展[M].西安:陕西科学技术出版社,2020.

[34] 赵玉洁.常见疾病护理实践[M].北京:科学技术文献出版社,2019.

[35] 赵安芝.新编临床护理理论与实践[M].北京:中国纺织出版社,2020.

[36] 崔红.人性化护理在支气管哮喘护理中的应用分析[J].医学食疗与健康,2020,18(8):154.

[37] 罕贵莲.小儿重症肺炎护理干预效果分析 50 例[J].中国社区医师,2019,35(5):158.

[38] 张晓元.循证护理用于反流性食管炎患者护理中的意义[J].医药界,2020(3):0068.

[39] 王瑾,韦冬英.健康教育在慢性胃炎护理中的应用效果[J].中外女性健康研究,2019(6):138-139.

[40] 但佳佳.临床护理路径在肝硬化护理中的应用效果及对患者生存质量影响分析[J].湖南中医药大学学报,2020(S01):0186-0187.